GAYLE SAND

ESTÁ QUENTE AQUI OU SOU EU?

UM EXAME PESSOAL DOS FATOS, EQUÍVOCOS E SENSAÇÕES DA MENOPAUSA

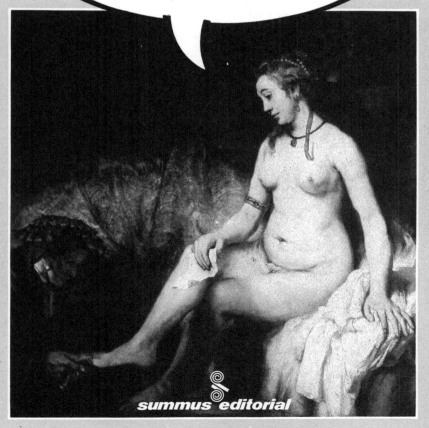

summus editorial

Do original em língua inglesa
IS IT HOT IN HERE OR IS IT ME?
*A personal look at the facts, fallacies,
and feelings of menopause*
Copyright © 1993, by Gayle Sand

Tradução de:
Denise Maria Bolanho

Copy-desk:
Edith M. Elek

Capa:
Ettore Bottini

Proibida a reprodução total ou parcial
deste livro, por qualquer meio e sistema,
sem o prévio consentimento da Editora.

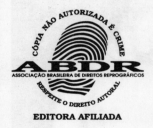

EDITORA AFILIADA

Direitos desta edição
reservados por
SUMMUS EDITORIAL LTDA.
Rua Cardoso de Almeida, 1287
05013-001 — São Paulo, SP
Telefone (011) 872-3322
Caixa Postal 62.505 — CEP 01214-970

Impresso no Brasil

Este livro não é um manual de medicina ou um guia de autotratamento, nem pretende substituir conselhos médicos e de outros profissionais. A autora descreve sua própria jornada através da menopausa — utilizando tratamentos médicos e alternativos — sem a intenção de recomendar nenhum tipo de tratamento e nenhum produto em particular. As mulheres que estão sofrendo os efeitos da menopausa ou os problemas de saúde a ela relacionados devem procurar conselho e orientação de médicos e outros profissionais. A autora e a editora, expressamente, eximem-se da responsabilidade por quaisquer problemas direta ou indiretamente relacionados ao uso deste livro.

Muitas das pessoas cujas experiências são descritas no livro são uma combinação de várias outras; além disso, tiveram o nome e a identidade trocados para proteger sua privacidade, e por razões legais.

Agradecimentos

Gostaria de agradecer:

A Gladys Justin Carr, editora associada e vice-presidente da Harper Collins, por ter acreditado em mim e por sua incrível capacidade editorial; e à sua assistente Tracy Devine, por ter estado sempre ao meu lado, ajudando-me em algumas escolhas difíceis.

A Jeff Stone e Jane Friedman, por terem me ajudado, obrigando-me a começar.

Ao dr. Morris Notelovitz, por examinar cuidadosamente meu manuscrito, conferindo-lhe um atestado de saúde perfeita.

A todos os pacientes, médicos e profissionais de saúde que responderam à minha interminável torrente de perguntas — Theresa Galsworthy, dr. Phyllis Adler, Tina Dieno, dra. Shirley Hartman, Win Smith, Marcus Laux, N.D., dr. John Lee e, especialmente, ao carinhoso dr. Michael Sanders, meu parceiro na menopausa.

A todas as mulheres que compartilharam comigo sua menopausa — os nomes foram modificados, mas elas sabem quem são. A Diane English, que aparece com seu nome verdadeiro.

A Rod "Jez" Leonard, que iniciou o trabalho no computador, e a Lee Cisar, que o retocou, retocou e retocou, até transformá-lo no início de uma grande amizade.

Aos meus amigos que cortaram, recortaram, mandaram fax, colaram, copiaram, mediram, gravaram, estimularam e enviaram informações — minha irmã Meryl Lavine, Jean Gordon, Lynda Sheldon, Andy Port, Patrick Higgins, Cindy Spoerle, Kathleen Steed, Nancy Rica Schiff, Laura Skoler, Diane Thomas, Bob Sleight, George Klabin, Harold George, Steve Stangle, Janice Brown, Crystal Bretz, Candy Konrath, Tracey Deputy, Christa Hofer, Miles Ingram, Tom Wiley, Karen Lynch, Kevin Schmidt, Suzie Tannous, Len Lapsys, Paul Rubinstein, Jack Uram, Bunny Hart, Joann Speranza, Wayne Mundy e Jane Meisel.

Ao dr. Jack Chachkes, meu melhor amigo e grande líder, cuja dose diária de encorajamento foi estimulante.

A Hayden, por seu tranqüilo apoio e afeto.

E especialmente ao meu marido — por seu amor e senso de humor e por não permitir que minha mudança de vida mudasse nossa vida em comum.

Sumário

Apresentação da edição brasileira 11
Prefácio 15
Introdução 19
1. Primeira onda de calor 23
2. Curando e enfrentando 33
3. Miss mudanças-da-vida 41
4. Um bom palpite 53
5. Uma experiência "de arrepiar os ossos" 63
6. Está quente aqui ou sou eu? 77
7. Nova Era para a meia-idade 87
8. Inteiramente nas mãos deles 101
9. Sexo, mentiras e menopausa 113
10. O "X" da questão 127
11. Novos começos 139
Notas 147

Apresentação da edição brasileira

Menopausa, como pode uma única palavra significar tanto? Como abranger num único termo sensíveis mudanças físicas, hormonais e psicológicas?

Na verdade, as pessoas dizem menopausa quando deveriam dizer climatério. Este é o nome correto para a "grande jornada de mudanças" da mulher adulta. No entanto, a palavra menopausa é tão aplicada em nossa cultura, e também em outras, a ponto de os veículos de comunicação a divulgarem seguramente.

Curioso o fato de a menopausa (ou climatério) estar sendo tão mencionada, comentada, difundida, "esmiuçada", por esses mesmos veículos. Será moda?

A princípio, é o que deve parecer, mas, na verdade, o que vimos presenciando é uma radical e bem-vinda mudança de hábitos.

A mulher atual já não é somente dona-de-casa. Ela trabalha fora, estuda e se habilita ao mercado de trabalho, almejando construir uma brilhante carreira profissional.

Ela já não depena frango para ter o caldo. Já não há tempo para tirar peles e sementes de tomates para fazer purê. Já não é possível engomar colarinhos ou lustrar ladrilhos. A mulher moderna é prática, rápida. Ela se livra do estresse enquanto elimina gorduras extras e enrijece os músculos numa academia de ginástica.Ela deposita, aplica, pede extratos bancários com simples toques de dedos. Com esses mesmos toques pode ter pizza ou comida chinesa para viagem, em minutos.

Se o mundo moderno é tão prático e fácil, por que não a menopausa?

A mulher dos nossos dias tem sede de conhecimento, ela quer entender seus problemas para que possa trabalhá-los da forma mais adequada. Ela já não se conforma com o fato de ser um acontecimento inevitável, que aconteceu com sua avó, sua mãe, e tornará a acontecer com sua filha, que tem que ser assim, porque na verdade não tem. Ela já se despiu do manto de vergonha que acolhia nossas ancestrais. O medo de até mencionar a palavra menopausa. Parecer mais velha, estéril, feia. Ela questiona, procura e não abre mão da liberdade tão arduamente conseguida. Ela quer qualidade de vida. Quer ser atraente, inteligente, saudável, ter e dar prazer, ser mulher. Nada mais justo.

Embora não se perceba, a medicina vem dando grande atenção a essa fase de mudanças da mulher. Muito se estuda, pesquisa e desenvolve, buscando minimizar seus problemas, em muitos casos até eliminá-los totalmente. Que bom seria se nossas bisavós soubessem o que sabemos hoje. Que maravilha, se pudéssemos oferecer a elas o conforto que a medicina contemporânea oferece à mulher menopáusica. Muito mudou, muito se descobriu e aprendeu.

No entanto, a medicina não tem a intenção de oferecer soluções prontas e definitivas à mulher. Ao contrário, bons profissionais apresentam diversas opções, com dados dos mais atuais e detalhados para que ela escolha sua forma de viver a menopausa. Pela formação adquirida, o médico deve mostrar à paciente o que seria mais adequado e eficiente em seu caso, mas nunca impor uma opinião, por mais correta e coerente que seja. Paralelamente, estudos e pesquisas prosseguem, em larga escala, sempre na busca do melhor.

Mas a medicina sozinha não pode solucionar os males dessa mudança. É necessário que a mulher menopáusica tenha, pelo menos, o impulso de consultar um profissional especializado. Que ela se desvencilhe dos tabus duramente mantidos nos últimos tempos. Embora tantas mudanças tenham ocorrido, grande é o número de mulheres que sofrem caladas e isoladas.

Elas precisam de um médico, não porque a menopausa seja uma doença, de forma alguma, não o é. Na verdade, é um período de transição, de transformação natural, pelo qual toda mulher tem que passar. No entanto, traz consigo sensações incômodas, alterações indesejáveis, que podem ser amenizadas ou eliminadas com um acompanhamento médico minucioso e "amigo". Mas, antes de tudo, a menopausa traz riscos de vida à mulher. Sua atuação não é somente estética e psicológica, ela age contra os ossos, enfraquecendo-os, até que se quebrem como cascas de ovos: é a osteoporose. Também pode aumentar as chances de doenças cardíacas.

É exatamente sobre todas essas inúmeras dúvidas que Gayle Sand nos conta.

Está Quente Aqui ou Sou Eu? é um livro de leitura fácil e acessível, feito de mulher para mulher. Gayle Sand abre mão de preconceitos, temores e segredos, esmiuçando sua intimidade de forma límpida e sábia. É uma vida aberta, em nossas mãos, sem constrangimentos. Com sua busca incansável pelo melhor, ela elimina dúvidas, timidez, medos, e mostra que ninguém está só.

Está Quente Aqui ou Sou Eu? não é um livro exclusivo para mulheres menopáusicas, mas para todas as mulheres. Para que aprendam a conhecer os problemas e soluções de uma condição sexual. É necessário saber que tudo se torna mais fácil quando tomamos os caminhos certos com antecedência. A mulher se conhecendo.

É, também, um livro para o marido da menopáusica, para seus filhos, irmãos, amigos, e toda a sociedade em geral, para que saibam das conseqüências e dificuldades, das "verdadeiras revoluções hormonais" que existem por trás de um rosto. A menopausa compartilhada será melhor vivida. Será mais fácil entender a implicância de nossas avós, o mau-humor de nossas mães, quem sabe, até o motivo pelo qual muitos casais comecem a dormir em camas separadas após certa idade, apesar de se amarem muito.

Mas este é, acima de tudo, um livro que mostra todas as opções que uma menopáusica pode ter ao seu dispor. Chama sua atenção para uma gama variável de tratamentos, prós e contras, aguçando seu senso crítico com relação a medicamentos e terapias oferecidos ao seu organismo.

Fascinante, quando Gayle Sand diz: " a menopausa é trabalho para uma mulher, não para uma menina". Por isso, ela chega na hora em que tem que chegar, ou seja, na hora certa.

Nilson Roberto de Melo*

---

* Nilson Roberto de Melo é vice-presidente da Federação Latino-Americana das Sociedades de Climatério e Menopausa (FLASCYM); diretor da Sociedade Brasileira de Climatério (SOBRAC); diretor do Instituto de Saúde e Bem-Estar da Mulher (ISBEM); assistente doutor da Clínica Ginecológica do Hospital das Clínicas da Faculdade de Medicina da Universidade de São Paulo (USP).

Prefácio

Por que será que só agora a menopausa, uma parte natural da vida da mulher, tornou-se tema de artigos de revistas e acabou nas listas de *best-sellers*? Por que uma parte normal e inevitável da condição da mulher é assunto da mídia e, igualmente importante, corre o risco de se tornar "medicalizado"? Ao descrever sua experiência pessoal, Gayle Sand prestou um valioso serviço, apresentando um exame real e desinibido desta jornada, que é universal, para as mulheres e seus companheiros.

Está Quente Aqui ou Sou Eu? oferece aos leitores uma perspectiva singular sobre um tema que a cada dia vem recebendo mais atenção, embora poucos compreendam o termo "menopausa". Refere-se ao último ciclo menstrual da mulher, um processo que não dura mais de uma semana. As mudanças hormonais e outras mudanças sutis, chamadas de "mudança da vida", não ocorrem na última semana da menstruação, mas antecedem e transcendem esse período, aproximadamente quinze anos, em ambas as direções. Todo esse processo de cerca de trinta anos é conhecido como "climatério" e, como a puberdade — outro período de grandes mudanças fisiológicas — resulta em determinadas alterações e sintomas físicos. É sobre *isso* que se fala tanto.

O climatério tornou-se o principal assunto dos debates públicos por duas importantes razões: a primeira, é que 42 milhões de mulheres, apenas neste ano, estarão entrando no climatério; e, a segunda, as mulheres nascidas nos anos 60 estão adultas. Trata-se de uma geração que sempre questionou as coisas e, muitas vezes, descobriu que as respostas iniciais eram suspeitas e freqüentemente erradas. Elas não se contentam com os mesmos conselhos dados às suas mães. A oscilação emocional e o desconforto físico que muitas vezes se manifestam durante o climatério não seriam ser encarados, por essa geração, com a postura "é natural, sempre foi assim"; em outras palavras, agüente, pois não há nada a fazer. Esta nova geração de mulheres reconhece que cada uma vivencia sua própria menopausa da mesma maneira que cada uma vivencia o parto, o casamento ou o trabalho. Assim como esses acontecimentos variam de uma mulher para outra, também há diferenças no que cada mulher sente ao entrar na menopausa.

Independente das diferenças entre as experiências de cada mulher, ainda permanecem duas perguntas básicas: "Como vai você?" e "Você precisa de ajuda?". Este livro tenta responder a essas perguntas. Gayle, com seu estilo "sentada-na-cozinha-com-uma-xícara-de-café", compartilha sua jornada com humor e percepção, oferecendo ao leitor uma ampla investigação sobre a menopausa. Gayle perguntou e obteve respostas para muitas perguntas relacionadas à própria menopausa. Consultou muitos profissionais de saúde, dos ginecologistas da Madison Avenue aos curandeiros da Nova Era. Testou todas as recomendações, experimentou as reações e tirou suas próprias conclusões.

O instinto inicial de Gayle estava correto: a menopausa é um acontecimento importante e inevitável na vida e, apesar de ser algumas vezes difícil, não é uma doença. Conseqüentemente, é compreensível a desconfiança que tinha dos médicos e de uma poderosa tendência à medicalização da menopausa. Ela sabia que a boa saúde depende da maneira como nos cuidamos. Os *checkups* são uma precaução sensata que permitem à mulher tomar melhores decisões e envolver-se com os cuidados preventivos de sua saúde.

Gayle, ao transitar para a menopausa, fez uma série de importantes descobertas pessoais. Ela não chegou sozinha a essas descobertas, mas compartilhou-as e vivenciou-as com seu marido. A sabedoria de Gayle consistiu não apenas em questionar e buscar conselhos médicos, mas em envolver seu marido, o que foi igualmente importante. Testemunhei isso, não só como médico, mas como marido pós-menopáusico. A mensagem a ser captada da experiência de Gayle é o envolvimento de todo o seu grupo — marido, filhos, pessoas importantes, amigos e colegas. Eles ajudaram a transformar uma experiência singular numa experiência plural.

Este livro é engraçado. Foi escrito, com senso de humor, sobre um assunto do qual as pessoas não estão acostumadas a rir. Além do humor, o prazer de ler *Está Quente Aqui ou Sou Eu?* está nas verdades sérias, fundamentadas em boa pesquisa. Gayle escreve sobre fatos reais, definidos por nossa atual compreensão e sobre sua experiência pessoal. A terapia hormonal não é necessária para todas as mulheres, mas em muitos casos pode ser um verdadeiro salva-vidas.

O livro de Gayle transforma as perguntas e incertezas relacionadas à menopausa numa história maravilhosa que todos podemos aproveitar. Ninguém jamais disse que a menopausa fosse assunto engraçado, mas Gayle chegou bem perto — até a comunidade médica reconhece que o riso pode ser o melhor remédio.

Morris Notelovitz[*]

---

[*] Morris Notelovitz é uma autoridade internacionalmente reconhecida no campo da ginecologia e da medicina climatérica. É fundador e presidente da Women's Medical and Diagnostic Center em Gainesville, Flórida, e fundou em 1976 o primeiro centro para o estudo do climatério (menopausa) na Universidade da Flórida. Além de participar de muitos conselhos médicos, editoriais e de associações, o dr. Notelovitz é membro da junta consultiva sobre a menopausa no Congresso norte-americano, terapia de reposição de hormônios e osteoporose.

Introdução

Quando você pensa em Raquel Welch, Diana Ross, Sophia Loren e Jane Fonda, pensa também em secura vaginal, ondas de calor, suores noturnos, doenças cardíacas e osteoporose, o mal que provoca a perda de cálcio nos ossos? Bem, eu penso. Porque me sinto melhor sabendo que essas mulheres famosas, sensuais e bem-sucedidas estão passando pelo mesmo que eu, a menopausa.

O fim de nosso ciclo menstrual não tem preconceitos. Ele acontece para todas as mulheres. É tão certo como a morte e os impostos. Nada tem de exclusivo ou exótico. Não é uma viagem espacial nem um cruzeiro ao Taiti. É uma viagem que toda mulher fará. Para algumas, será uma viagem tranqüila, para outras, tão assustadora quanto saltar numa corda elástica. Quer você more em Beverly Hills ou Belgrado, em Manhattan ou Marrakesh, mais cedo ou mais tarde, estará embarcando no Expresso da Menopausa.

Mesmo que durante toda a vida você não tenha se ligado em seu corpo, na menopausa começará a percebê-lo. As coisas começarão a acontecer. A menstruação vai parar. Podem surgir pêlos no rosto. O sexo pode tornar-se doloroso e você pode até perder o desejo. Ondas de calor? Uma possibilidade positiva. Suores noturnos e insônia? São freqüentes. Infecções no aparelho urinário? Não são raras. Depressão e mudanças de humor? Podem acontecer. Felizmente, para a maioria das mulheres, o prognóstico não é a psicose.

A menopausa pode mesmo ser um alívio. Ausência de períodos menstruais pode significar despreocupação com cólicas menstruais, inchaços, hemorragias, o preço dos absorventes e o controle de natalidade. Pode ainda ser uma experiência libertadora. Por alguma razão, espera-se que você fique um pouco biruta durante a menopausa. Você poderá dizer e fazer o que quiser; basta culpar a menopausa. Se receber visitas de parentes, fique na cama assistindo à televisão enquanto eles permanecerem em sua casa. Se perguntarem o que há de errado, culpe a menopausa. Eles compreenderão. Engordou três quilos? Ponha a culpa na menopausa e obterá uma concordância compreensiva. Dê um cheque sem fundos, mande de volta o prato principal, devolva um presente de mau-gosto, discorde de sua mãe, deixe a casa desarrumada. Sem problemas. Tudo o que você tem a fazer é culpar a menopausa. É o que se espera. Você pode passar dos limites e ficar biruta. O único problema é que nenhuma mulher em seu juízo perfeito quer que o mundo todo saiba que ela está envelhecendo. Não faz bem à sua imagem.

Os publicitários da Madison Avenue e a comunidade médica contribuíram para que a imagem da mulher menopáusica fosse a de uma fêmea assexuada, matronal, cuja lista de compras inclui Polident, Metamucil, Geritol e Attends. A mulher menopáusica tem faces coradas, cabelos azulados, luvas brancas e é eterno motivo de piadas, com seus cortes de cabelo e roupas da época de Eisenhower. Eu não sou esse tipo de mulher, nem minhas amigas.

Eu estava apavorada por vir a ser uma menopáusica. Foi traumatizante perder meus períodos menstruais. Era uma mudança que eu não podia aceitar, portanto, negava-a. Eu não estava perdendo minha menstruação, ela só estava atrasada. Não tinha parado, estava só descansando. Continuei usando anticoncepcionais e comprando absorventes em oferta. Eram a minha carteira de identidade de reprodutora, e eu não podia aceitar o fato de que não serviam para mais nada. Jamais comentei esse assunto com ninguém. E quanto menos falava, mais me isolava. Quanto mais isolada, mais biruta ficava. Comecei a fazer acordos com Deus: "Devolva minha menstruação e eu telefonarei todas as semanas para meus pais". Deus não fazia acordos. Eu estava na menopausa: percebi que estava na hora de aceitar e lidar com ela.

Apesar de sempre ter preferido experimentar, em vez de ler sobre a vida, neste caso corri atrás dos livros para descobrir o que pudesse. Encontrei os sintomas, mas pouca coisa sobre o aspecto humano dessa época de minha vida. Todos os livros tinham a emoção e o humor da mais recente revista *Mecânica Popular*. Havia muita informação, mas pouca comiseração. Eram necessárias mais que algumas máximas para conhecer a menopausa. Não havia nenhuma receita simples, indicada passo a passo. Mas exigiria muitas tentativas e muitos erros.

Minha jornada menopáusica durou três anos e foi vivida em Los Angeles, Nova York e St. Augustine, Flórida. Naquela época, consultei todas as pessoas que sabiam alguma coisa sobre o assunto — agnósticos hormonais, fanáticos por estrogênio, cientistas cristãos, adventistas do Sétimo Dia, *hippies* recuperados, hipocondríacos, rosacruzes — o que havia. Falei com sábias anciãs, parteiras, ginecologistas e gurus, para conhecer o que pudesse sobre a diminuição de estrogênio. Tentei tudo, da acupuntura ao zen-budismo. Eu era muito boa paciente, ouvia centenas de opiniões paralelas e fui encaminhada a tantos médicos que quase enlouqueci. Consultei curandeiros que tentaram aliviar minha secura vaginal com cristais, preces e imposição de mãos, um nutricionista que determinou meus níveis de cálcio lendo meus pêlos púbicos e um médico védico que fez com que a freqüência de minhas ondas de calor passasse de 4 para 30, num único dia. Fui medida, testada, examinada, radiografada, ligada a fios, picada, cutucada, aconselhada e diagnosticada. Consultei mais ginecologistas e subi em mais estribos do que Dale Evans e Roy Rogers juntos. Tentei aprender tudo sobre as ondas de calor, as subtrações e os acréscimos, os fatos, as novidades, os prós e os contras, os detalhes, os altos e baixos, a emoção e a comoção da menopausa.

Eu era novata no assunto. Não conhecia as opções e cometi muitos erros. Improvisei muito, mas você não precisa fazer o mesmo. Quando senti minha primeira onda de calor, a menopausa era uma palavra silenciosamente negada. As mulheres não falavam no assunto. Era um segredo profundo e sombrio perdido no Triângulo das Bermudas dos problemas femininos. Representava, para a meia-idade, o mesmo que o silicone representou para as próteses mamárias, Watergate para Nixon, o colesterol para a carne vermelha. Era sinônimo de má reputação. As mulheres relutavam em compartilhar sua experiência. Felizmente, minhas amigas romperam o silêncio e ajudaram-me durante aquele período de confusão e medo. Com este livro, espero passar minhas experiências a você e ajudá-la como fui ajudada. A menopausa é melhor se for compartilhada e, felizmente, hoje em dia, um número cada vez maior de mulheres está disposta a isso.

Assim como somos rápidos para ensinar às gerações mais jovens os fatos da vida, deveríamos também informar sobre os fatos das mudanças da vida. Certamente, eu estaria muito mais preparada para lidar com essa mudança se soubesse antes o que sei agora. Exercícios, dietas e mudança de hábitos podem ter um importante efeito em sua menopausa, e quanto mais cedo forem colocadas em prática, tanto melhor. O momento ideal para aprender sobre a menopausa não é quando se está passando por ela, e sim quando temos ainda vinte ou trinta anos e podemos prevenir positivamente o inevitável.

Nos três anos que se seguiram à minha primeira onda de calor, passei por profundas transformações pessoais, que nada foram, se comparadas às que ocorrem hoje à minha volta. A primeira vez que senti uma onda de calor ninguém falava sobre menopausa. Hoje todos falam. A menopausa está em pauta. A onda de calor substituiu a guerra fria. A menopausa está mais presente na boca das pessoas que os cereais com fibras, e a terapia do estrogênio é a nova mania. Agora é moda ter falta de estrogênio. A menopausa saiu dos obscuros recessos da meia-idade para a luz dos programas diurnos da televisão. Em todos os lugares, senhoras viúvas estão contando suas histórias sobre a menopausa. Todas dão seu nome, citam ditados e fazem revelações. A menopausa chegou. A meia-idade está dando "ibope". Os hormônios são o centro das atenções.

Hoje há folhetos, comunicação direta por computador, seminários, *workshops* e grupos de apoio. A menopausa é tema de *best-sellers*, de artigos especializados nas revistas e jornais das grandes e pequenas cidades. Acabei de ler um artigo sobre o adesivo transdérmico — não numa revista dirigida à terceira idade, mas num importante jornal diário. Estamos em meio ao movimento da mudança-da-vida, e com boas razões. Nos próximos vinte anos, mais de 40 milhões de mulheres estarão experienciando a menopausa. A geração dos anos 60 aproxima-se rapidamente da "Grande M". É difícil manter 40 milhões de mulheres caladas.

Em breve haverá um Clube da Menopausa, cruzeiros "Suores Noturnos" para o Alasca, butiques de menopausa e um novo perfume de alguma estrela de cinema menopáusica chamado "Flash". Sim, os tempos estão mudando. Como diz minha supermoderna manicure, "Hoje em dia, a juventude não está com nada". A menopausa é excitante, é moderna, é a tal, é atual, está acontecendo agora. Para os anos 90, é menopausa. É isso aí! Entre nessa!

1
Primeira onda de calor

Senti minha primeira onda de calor em Los Angeles, numa moderna academia de ginástica com máquinas para tudo, menos para menopausa. Para quem considera o corpo um templo, essa academia é a Meca, com manobrista e estacionamento. É um edifício pós-moderno de vidro e aço, dedicado ao culto da forma perfeita, ao império dos *collants* e ao fim da celulite.

Quando entrei lá pela primeira vez, não acreditei: era o paraíso da saúde. Saunas, hidromassagens, salas de vapor, piscina, pista de corrida, lanchonete natural, sala de bronzeamento, butiques e filas e mais filas de vistosas máquinas de exercícios coordenados, projetadas para trabalhar cada parte do corpo, do pescoço ao dedão do pé. Tudo era maior e melhor que qualquer outra coisa que eu já vira. Não era uma academia de ginástica comum; era uma academia de esteróides.

No andar superior, a sala de aeróbica estava cheia de jovens usando tênis Reebok e relógios Rolex, ou remando como os escravos de uma galera, enquanto capitães da indústria fechavam negócios por telefones celulares, andando em suas esteiras sem saírem do lugar. Havia celebridades por toda parte. Algumas eram facilmente identificáveis: Dyan Cannon usava um cinto de pesos com seu nome escrito em letras de dez centímetros, caso alguém não soubesse quem era. Outras, nem tanto. Um coro contínuo ecoava pela academia. "Quem é essa? E aquela? E aquela outra?".

Tudo me intimidava, mas o que mais me assustou foram os vestiários. Você fica nua, cercada por lindas garotas de pele bronzeada, seios empinados e cabelos presos, posando para uma câmera imaginária. Esse não é um lugar para amadores. É preciso estar em forma para entrar em forma. No meu velho "clube", a Associação Cristã de Moços, Nova York, eu era considerada nota 10. Aqui, teria sorte se conseguisse um 5. As mulheres usam maquilagem, *collants* das mais famosas *griffes* e jamais transpiram. Eu fazia aula de aeróbica com elas, cinco vezes por semana.

Nesse dia, o instrutor de aeróbica era novo. Em menos de dez minutos após o início da aula comecei a transpirar abundantemente. Rios de suor formavam poças escuras no tapete azul-claro, e eu pensei: "Puxa! esse instrutor é o máximo!". Olhei em volta e não tinha ninguém tão suado como eu. A *collant* cor-de-rosa à minha direita estava totalmente seca e seu tapete continuava azul-claro. A Rolex à esquerda não tinha uma gota de suor no rosto. Quando percebi que eu era a única, meu coração começou a sapatear dentro do peito. Era como se meu termostato tivesse levado um chute. Quanto mais atenção prestava à minha transpiração, mais calor eu sentia. Rezei para que o alarme de incêncio não disparasse. O que poderia ser aquilo? Defeito nas glândulas sudoríparas? Malária? Um superaquecimento global? Preferia que fosse. Mas com a mesma rapidez com que surgiu, o calor desapareceu.

Depois da aula, fui às compras no supermercado. Quando abri a porta de vidro de um *freezer*, fui atingida por uma rajada de ar frio; novamente, senti aquela sensação quente e pegajosa e meu coração começou a saltar. Fiquei ali inclinada sobre o *freezer*, cercada por caixas de alimentos congelados, e eu mesma descongelando! Já fizera aquilo milhares de vezes e nunca me acontecera nada parecido. O que poderia ser? Uma onda de calor? Ondas de calor e palpitações não eram os primeiros sinais da menopausa? Lembrei-me do livro de Gail Sheehy, *Passagens*, onde ela descreve as ondas de calor e os calafrios. São chamados de instabilidade vasomotora e ocorrem quando enguiça o centro regulador da temperatura no cérebro, dilatando os vasos sanguíneos próximos da pele e desencadeando, assim, aumento de calor e transpiração. Seria possível? Eu tinha apenas 47 anos e fora aceita na academia. Talvez o fato de a menstruação não ter vindo aquele mês não se devesse aos exercícios excessivos. Talvez fosse mesmo uma onda de calor. Entrei em pânico. Em Los Angeles, não se entra na menopausa; aí, a menopausa é considerada doença terminal.

Dirigindo-me ao caixa do supermercado, passo por pilhas de maçãs, ameixas, pêssegos e pêras perfeitamente maduros, formando altas pirâmides. São frutas cuidadosamente selecionadas, que depois serão lavadas e lustradas até ficarem brilhantes e maravilhosas. Se estiverem maduras demais ou danificadas, o mínimo que seja, são jogadas fora.

Los Angeles dá um tratamento muito semelhante às mulheres, cujo prazo de validade não excede ao de um litro de leite. Lá, apreciam vinhos de boa safra, respeitam moedas antigas, colecionam carros antigos, mas trocam esposas menopáusicas. Decididamente, Los Angeles não é uma cidade menopáusica. Em Los Angeles, chique é almoçar em restaurantes famosos, não estar na menopausa.

Saio do supermercado para um dia frio e seco. Eu estou quente e molhada. Tenho agora uma temperatura só minha. Não transpiro tanto desde que minha menstruação falhou numa certa época e eu pensei estar grávida. Continuo perguntando: "O que é isso? O que está acontecendo?". É a primeira vez que converso comigo mesma em muitos anos. Até então eu não tive nenhum motivo para isso. Desde a puberdade que tudo ia muito bem.

Fico perturbada e confusa com a experiência no supermercado. Entro no carro, fecho tranqüilamente o vidro, grito a plenos pulmões, prendo o cinto de segurança e vou para casa. Minha casa fica num dos inúmeros edifícios de apartamentos imensos e luxuosos que formam um corredor no Wilshire Boulevard. Nessa parte de Los Angeles, até os edifícios fazem parte do *showbusiness*. Disputam a atenção, oferecendo comodidades atraentes como porteiros uniformizados, manobristas, zelador e sala de ginástica. Todos os apartamentos têm uma vista de perder o fôlego. Nos dias poluídos, perde-se ainda mais!

Nosso edifício tem cem apartamentos e estacionamento para quinhentos carros. Entro na cavernosa, refrigerada e imaculadamente limpa garagem. Ainda estou perturbada com os acontecimentos do dia. Decido livrar-me das ansiedades. Guardo as compras, troco o *training* e vou para o salão de ginástica do prédio. O "salão" é uma salinha sem janelas, atrás do pretensioso saguão de entrada. Está equipado com uma obsoleta bicicleta ergométrica, uma prancha inclinada, mesa de pingue-pongue e uma banheira de hidromassagem que não funciona desde que nos mudamos, há um ano. Numa placa desbotada sobre a banheira lê-se: "Desculpe-nos pelo transtorno". Como sempre, o salão está vazio. A maioria dos moradores prefere dar uma volta de carro. Subo na bicicleta. Começo a pedalar e a pensar no que acabara de acontecer comigo e com meu corpo.

Lillian Hellman disse: "As pessoas mudam e se esquecem de contar". Bem, às vezes as pessoas mudam e esquecem de contar para elas mesmas. Eu e meu corpo, por exemplo. Temos ambos 47 anos e, desde o início, mantivemos contato. Nós nos comunicávamos. Estávamos sempre próximos. Quando tínhamos poucas semanas de vida, se meu corpo estivesse molhado ou com fome, ele me dizia e nós chorávamos. Se estivesse satisfeito, arrotávamos. Quando eu tinha nove meses e queria ir de um ponto ao outro, trabalhávamos juntos para resolver o problema e rapidamente conseguimos dar os primeiros passos. A sociedade funcionava muito bem, e juntos superamos o sarampo, a cachumba, a puberdade e adolescência.

Nós dois construímos um relacionamento. Quanto mais juntos, melhor nos comunicávamos. Éramos ligados, unidos. Ele cuidava de mim, eu cuidava dele. Naturalmente, tínhamos nossas desavenças. Alguns alimentos deixavam-no muito indisposto e certas pessoas causavam-lhe náuseas. Mas nos adaptamos. Paramos de comer anchovas, costeletas de carneiro, pastilhas para tosse e arenque em conserva. Eu fui boa provedora. Comprei para o meu corpo só os melhores alimentos, as melhores loções e xampus. Nunca o maltratei. Se ele se cansava, descansávamos. Sacrifiquei-me por ele. Fiz horas-extras no trabalho para pagar aulas de tênis e de mambo, além de massagens. Meu corpo merecia.

Mas sei que não era perfeita. Teve aquela véspera de Ano Novo em que comi uma torta de cerejas inteira, e um fim-de-semana em Atlantic City em que devorei meio quilo de sorvete de rum com passas. Mas nos recuperamos. Às vezes chegava tarde do trabalho, morta de cansaço, e saíamos para fazer *cooper*. Ou aquelas frias manhãs de inverno em que nos levantávamos de madrugada para ir à academia. Claro que era duro, mas precisávamos de exercício. Eu não era louca por *cooper*, mas fazia o que era bom para meu corpo.

Nos anos 60, seguimos Adelle Davis e passamos a ser aquilo que comíamos. Lemos o livro do dr. Walker, e com os sucos abrimos caminho para a nossa saúde. Cheguei a comprar uma centrífuga muito cara para ter suco fresco todos os dias. Meu corpo e eu estávamos juntos em tudo. Nos anos 70, foi a vez da vitamina C, com Linus Pauling e a Dieta Rejuvenescedora do dr. Frank. Quem, além de nós dois, seria capaz de empurrar cinco latas de sardinhas, sem sal, sem pele e sem espinha garganta abaixo, semanalmente? Eu ficava enjoada, mas tudo bem. Era um preço razoável a ser pago por uma pele maravilhosa e excelente memória. Realmente, eu cuidava de meu corpo. Cheguei a extremos para mantê-lo saudável. Em restaurantes onde a comida fosse muito gordurosa, eu até levava a minha própria. Naturalmente, fiz inimigos e causei embaraço para meus acompanhantes. Mas tudo bem. Eu estava disposta a agüentar as conseqüências por meu parceiro. Nós dois formávamos um time como Thelma e Louise, George e Gracie, Cagney e Lacey. Combinávamos como um carro e seu motorista, um cavalo e seu cavaleiro. Tínhamos um relacionamento mais que físico; estávamos sincronizados. Nós nos comunicávamos. E então, sem mais nem menos, nenhum avizinho, senti as ondas de calor. Que atrevimento de meu corpo, mudar sem antes me consultar!

Paro de pedalar e desço da bicicleta. Já tinha entendido, mas ainda estava muito perturbada. Meu corpo me enganara, e então, para ficarmos quites, eu o levaria a um passeio até Westwood Village. Lá existe uma loja Taco Bell onde afogaria minhas mágoas com altas doses de burritos, empanados e biscoitos com gotas de chocolate. Depois, para ajudar tudo isso a descer, iria até o 7-Eleven tomar uma raspadinha de Coca-Cola. Estou falando de, no mínimo, 3.500 calorias além da conta. Atravesso o saguão espelhado e iluminado e saio no Wilshire Boulevard.

Sinto-me minúscula. Em Los Angeles, quando você não está de carro, tudo fica desproporcional. As ruas são muito largas, os edifícios são muito altos e as calçadas, muito estreitas. Não há outra possibilidade: a cidade é projetada para pneus, não para sapatos. Tudo é muito grande e me sinto pequena. Sigo por entre o corredor de arranha-céus, ciente dos enormes toldos de listras coloridas brilhantes projetando-se na calçada da porta dos edifícios. Tenho a sensação de que os edifícios mostram a língua para mim. Deveriam me tratar com mais respeito, pois sou mais velha que todos eles.

Quando, finalmente, chego em Westwood Village, não posso prosseguir com meus planos. Vou ao Penguin's Yogurt e peço um iogurte sabor amendoim e uma porção pequena de baunilha *diet*. São apenas 12 calorias. Parecem 3.500. Iogurte *diet*: o milagre dos anos 80.

Muitos nova-iorquinos acham que o iogurte é o que há de mais refinado em Los Angeles. Isso é parcialmente correto. Há também livrarias e cinemas. O Beverly Center abriga os três — considere-o a resposta de Los Angeles ao Lincoln Center de Nova York. Vou procurar um livro sobre menopausa. Preciso ter mais informações. Talvez estivesse tendo uma reação exagerada, tirando conclusões precipitadas.

Há uma livraria ao lado dos cinemas. Quando entro, está lotada de espectadores esperando pela próxima sessão. Um homem com jeitão de empresário, vestindo um terno Armani, está ao lado da prateleira de revistas reservando mesa num restaurante pelo telefone celular, enquanto seu filho de treze anos, também vestindo Armani e cabelo emplastrado de fixador, examina as fotografias de automóveis na *Robb Report*. Passo por um senhor de meia-idade, que folheia um livro de John Updike para a meia-idade e abro caminho para a seção de livros sobre saúde.

As prateleiras estão abarrotadas de exemplares de *A cura do colesterol em 8 semanas*, escrito por Robert E. Kowalski. Com apenas 41 anos de idade, ele teve um ataque cardíaco e colocou duas "pontes de safena". Penso comigo mesma: "Choro porque minha menstruação acabou, até conhecer uma mulher que não tem útero". Não funciona. As coisas não se encaixam: quero um tratamento de 8 semanas para a menopausa.

Pego uma biografia de Angela Lansbury. Imediatamente encontro o índice e procuro: "Lansbury, Angela Brigid... casamento de... maternidade de..." Não há nenhuma "menopausa de...". Pego um exemplar de *Elizabeth decola*. Trata-se de Liz Taylor falando aberta e honestamente de tudo, menos de menopausa. Vejo *Angústia*, de Stephen King. Pelo título, poderia ser sobre menopausa. Mas estou delirando. Naturalmente, deve existir um livro sobre menopausa, mesmo em Los Angeles. Vou corajosamente até a balconista e sussurro: "Tem alguma coisa sobre menopausa?". A vendedora, uma jovem de formas perfeitas, inclina-se na minha direção.

"Metáforas?", pergunta, com a inocência da juventude. Fico tentada a responder que sim, mas não faço isso.

"Menopausa", respondo, um pouco mais alto.

"Menopausa", ela repete, um pouco mais alto. "Vou verificar." Estremeço enquanto ela martela as teclas do computador. Nesse momento, tenho uma recordação sentimental. Sinto-me como aos quinze anos de idade, quando entrei numa farmácia para comprar meus primeiros absorventes íntimos. "Não estou encontrando nada", diz a vendedora. Atrás de mim, forma-se uma fila de pessoas que esperam para pagar seus livros. Elas estão bem perto. Olho para o crachá de Hillary, enquanto ela pergunta ao supervisor: "Jeffrey, me ajude aqui. Temos alguma coisa sobre menopausa para esta senhora?"

Mortificada, olho fixamente para a frente, enquanto Jeffrey martela as teclas do terminal, repetindo: "Menopausa...menopausa...menopausa...". Quero que essa tortura acabe. Quero que Jeffrey volte ao seu lugar e me deixe em paz. Quando estou quase me dando por vencida, Jeffrey olha para mim e sorri: "Temos um livro chamado *Menopausa: uma abordagem positiva*, de Rosetta Reitz".

Evito qualquer contato visual enquanto ele me conduz por entre as pessoas, até a seção correspondente. Quando pago o livro, peço-lhe, por brincadeira, que o coloque numa sacola que não seja de plástico transparente. Ninguém ri. Quando estou saindo, Hillary pergunta se não quero que ela aprove o meu cartão de estacionamento. "Sim, obrigada", respondo, agradecida. Aprovação é só o que eu realmente preciso neste momento.

Mas quando recebo um telefonema inesperado de meu velho amigo Stanley, estou mais receptiva. Não o vejo há 25 anos. Nós crescemos no mesmo bairro, Queens. Ele era alto, moreno, forte e atraente. As meninas o achavam parecido com Tony Curtis. Quando ele se casou com Gina e eu com Jerome, meu primeiro marido, perdemos contato. Ele soube que eu estava morando em Los Angeles e convidou-me para jantar e conversar sobre os velhos tempos. Sempre gostei de Stanley e fiquei curiosa para ver como ele está. "Claro", respondo. Quando desligo o telefone a palavra "velhos" continua soando em meus ouvidos.

Nós nos encontramos num restaurante japonês, no segundo andar de um *shopping center*, em Westwood. É um desses lugares com pôsteres de *sushi* nas paredes. E tão apetitosos quanto os cartazes de criminosos procurados afixados nas agências de correio. Stanley perdeu um pouco de cabelo e ganhou muito peso. Ele tem uns trinta quilos a mais que na última vez em que nos encontramos. Ainda é bastante atraente, mas está menos parecido com Tony Curtis e mais parecido com Paul Sorvino. O antigo Stanley vestia *jeans* e usava loção Aqua-Velva. O Stanley atual se veste de preto e usa Giorgio for Men. Os garçons o recebem calorosamente; conhecem-no muito bem. É óbvio que o lugar deu uma importante contribuição para ampliar a circunferência de Stanley. Somos conduzidos a uma mesa, mas, antes, certifico-me de que esteja perto do ar-condicionado. Não quero arriscar.

Sentamos e trocamos as frases habituais: você está bem, você não mudou nada. Então, Stanley inclina-se sobre a mesa e começa a falar seriamente da incrível paixão que sentia por mim. Fico surpresa, lisonjeada, incomodada. "Por que nunca me disse?", pergunto.

"Você sabe como éramos dissimulados nos anos 50. Se um rapaz gostava de uma garota, dava uma festa, convidava todo mundo, inclusive ela, e conversava com todos, menos com ela. Éramos tão tolos, tão sinuosos, tão pouco sinceros, tão..." Estou diante de um homem de meia-idade que se comporta como um adolescente. Stanley tem uma paixão reprimida; seus sentimentos congelaram no tempo. Sempre acontece isso quando não se vê alguém há 25 anos. Foi a mesma coisa num encontro de colegas do curso secundário. Os idiotas continuavam sendo idiotas, mesmo sendo pessoas bem-sucedidas. Para o mundo, podiam ser grandes cirurgiões, mas para nós eram ainda os srs. Idiotas de Matar. Tenho a tentação de dizer a Stanley que a "garota" pela qual ele teve a paixão está entrando na menopausa. Não digo. Estou gostando desse desvio no tempo.

O garçom chega. Stanley faz o pedido em japonês. Ele tem grande familiaridade com o cardápio. Mudo de assunto. "Como vai Gina?" Ele conta que estão se divorciando, que ela está levando todo seu dinheiro, que os negócios vão mal, que ele está perigosamente gordo, mas que não podia estar mais feliz. Obviamente, é um homem em plena crise da meia-idade. Para aliviar a tensão, falo sobre meu novo marido e o novo casamento feliz, enfatizando a palavra "feliz". Não menciono minhas novas e felizes ondas de calor. A comida chega. *Sushi* para quarenta pessoas. Stanley não parece nem um pouco intimidado.

Pergunto-lhe se está saindo com alguém. "Com todo mundo", responde. Então fala de sua nova vida sexual liberada, que inclui chicotes, correntes, servidão e punição sobre a cama, sob a cama e amarrado a ela. Stanley é um verdadeiro pirata. Eu estou comendo *sushi* com o Capitão Kid. Enquanto o capitão conta suas façanhas, eu concordo com tudo, como se tivesse experimentado todas. Na verdade, nessa área, o que fiz equivale a uma marca de chupada no pescoço. Homens e mulheres enfrentam a meia-idade de formas diferentes. Sinto que estou perdendo minha libido e que a dele está descontrolada.

Incomodada com o rumo da conversa, tento mudar de assunto. "Você acha que a moda da clorofila dos anos 50, equivale à moda atual dos cereais? Nenhuma resposta. Ele devora um *uramaki* inteirinho. Continuo. "Lembra-se da ração para cães com clorofila?" Nada. "Lembra-se da rabanada do La Salle Diner no Queens Boulevard?". Ele pára de mastigar.

"E as panquecas no deque de Long Beach?", acrescenta alegremente. Ficamos mais à vontade nessa área de nostalgia calórica. Agora, nomes e lugares saltam entre nós como os estalos e a barulheira de uma velha máquina de fliperama. Amigos que desapareceram, outros que se venderam; alguns se salvaram, outros se drogaram; os cardíacos, as paixões frustradas, as plásticas, os excessos, os sucessos e os fracassos. Esgotamos o assunto, bem como nosso suprimento de comida. Stanley paga a conta com um cartão American Express e vamos embora.

Lá fora, o manobrista traz o carro de Stanley. É um Mercedes esporte, conversível, bege. Stanley estende o braço e me entrega uma fita de vídeo. "Assista, você vai gostar muito", diz ele. Pego a fita e dou-lhe um forte abraço. Ele entra no carro e faz pose atrás do volante: "Ei, ele não é a minha cara?"

"Stanley, só que você não é pequeno, nem brilhante, bege e alemão", respondo, enquanto ele vai embora.

Chego em casa e meu marido está dormindo. Resolvo assistir ao filme, porque, provavelmente, é um vídeo caseiro de Stanley, o

Pirata, com um pastor-alemão e uma virgem francesa. A vida sexual de Stanley é suficientemente ardente para ser filmada e a minha, suficientemente insípida para ser incluída nas Cenas mais Engraçadas da América. Coloco a fita no videocassete e espero pelo melhor.

É um filme de 8mm gravado em vídeo. É sobre Stanley, Gina, Jerome e eu, em Long Beach, no verão de 1963. Todos magros, bronzeados e ridículos. Eu estou usando laquê num penteado modelo colméia, de meio metro de altura, e delineador estilo Cleópatra. Stanley, com os cabelos emplastrados de gel, tira um cigarro de trás da orelha e o acende, enquanto Gina assa sob o refletor solar e Jerome lambuza-se com óleo Johnson's e iodo. Desajeitados, mostramos as bundas para a câmera, enquanto ela procura freneticamente mostrar alguma coisa, qualquer coisa.

Estou me vendo aos 22 anos de idade e, por algum motivo, não estou tão incomodada como achei que ficaria. Não choro. Não me emociono. Em vez disso, examino cuidadosa e criticamente a garota com cabelo de colméia e biquini verde-limão. Não fosse por ter perdido um pouco de cabelo e pelo delineador, não acho que mudei muito. Na verdade, estou melhor agora.

Acabo de assistir ao vídeo, e enquanto as imagens ainda estão presentes em minha mente vou até o espelho e me observo com atenção. Fico muito satisfeita com o que vejo. Espelho, espelho meu, "Essa sou eu, ou o quê? Ou serei também pequena, brilhante, bege e alemã?".

2
Curando e enfrentando

Eu era insegura aos 14 anos. Minhas amigas tinham seios, eu não. Elas usavam sutiã, minhas roupas de baixo eram tamanho infantil. Elas estavam ficando menstruadas e eu, ficando impaciente. Era tanta a minha insegurança que eu precisava fingir. Pedia dinheiro para comprar absorventes, queixava-me de cólicas menstruais, tomava uns comprimidos, e ia para casa.
 Passaram-se 33 anos, e meu pequeno *show* menstrual continua. Sou hoje uma mulher madura, moderna, tenho 47 anos e estou fazendo basicamente a mesma coisa. Não tenho mais ciclos menstruais e novamente estou insegura. Não tomo comprimidos para falsas cólicas, mas aproveito as ofertas de Tampax. Eles estão sempre em liquidação. Mantenho até alguns de reserva em meu armário na academia. Se alguém precisar, sou a primeira a oferecer. Distribuo-os como se fossem salsichas de aperitivo. "Pegue um Tampax ".
 Eu tinha que parar com a negação e a fraude. Tinha que encarar o fato de estar perdendo meu ciclo menstrual. As ondas de calor, as palpitações e os suores noturnos mantinham-me acordada metade da noite. Eu andava irritada e mal-humorada. Para completar, minha vagina subitamente adquirira a textura de uma lixa, como língua de gato, e o sexo era muito doloroso. Um ambiente perfeito para o pênis de meu marido, se ele fosse o marquês de Sade. Para acabar com a secura, eu usava tanto gel lubrificante que minha vagina

parecia uma torta de morangos com chantilly. O êxtase não compensava a agonia e a lambuzeira. Os elevados níveis de dor baixavam muito o nível do desejo.

Certa manhã, após uma noite particularmente ruim, insone, desconfortável, com suores e calafrios, ligo a televisão. Fico olhando uma mulher impecavelmente vestida, linda, bem proporcionada, de cabelos grisalhos, falar sobre a sua experiência com a menopausa. Ela começa com o conhecido discurso de Norman Vincent Peale: "Não fiquei mais velha. Fiquei melhor". E segue elogiando as maravilhas da menopausa. A liberdade, o prazer, as oportunidades sexuais, sociais e espirituais ilimitadas acessíveis à mulher menopáusica. A platéia, formada por mulheres jovens e homens desempregados, aplaude cada uma de suas afirmações absurdas, enquanto a entrevistadora a elogia sem parar. Com base nisso, você poderia pensar que a menopausa é um balneário nas Bahamas e que vivenciá-la é um cruzeiro divertido e ensolarado. Desligo a televisão.

Fico onde estou, com uma tremenda dor de cabeça, deprimida e mal-humorada, após uma noite de suores, vagina seca e dolorida e libido aniquilada. Pergunto-me: será que vivo no mesmo planeta que essa mulher da televisão? Ou há alguma coisa errada comigo? Será que estou sofrendo de verdade? Ou não passo de uma neurótica que fica imaginando coisas? Será que há outras pessoas como eu?

Estava na hora de consultar um médico. O dr. Matz é o médico de nossa família. Ele é clínico geral e tem consultório num desses edifícios para esse fim em Los Angeles, repletos de pacientes bem-vestidos, mas não tão bem cuidados. Há médicos por todos os lados. Dezenas de carros no estacionamento e pessoas que se arrastam. Jovens enfermeiras de branco ajudam os idosos a preencher os formulários do Seguro Saúde. Pela primeira vez na vida identifico-me com esses pacientes encurvados, que caminham lentamente. Estamos todos no mesmo barco. Só que eles estão há mais tempo.

O dr. Matz faz um exame meticuloso, e eu lhe conto tudo o que vem acontecendo da cintura para baixo. Ele é um médico honesto, excelente, suficientemente seguro para dizer que não está equipado para mexer em meus hormônios. Recomenda-me um colega, um ginecologista.

A idéia de abrir as pernas e falar sobre minha vagina e minha vida sexual com um médico desconhecido me apavorava, por isso adio o telefonema durante um mês. Quando, finalmente, telefono para o colega do dr. Matz, sou informada de que ele está doente. A funcionária indica-me outro. Marco a consulta com o colega do colega do dr. Matz.

Descobre-se muita coisa sobre um médico apenas observando as revistas que estão na sua sala de espera. Esse ginecologista tinha *Parents Magazine, Family Circle, McCall's* e *Fortune*. Isso significa que ele atende principalmente jovens mães e que a consulta é cara; não é o médico ideal para uma consulta sobre menopausa.

Uma de suas muitas auxiliares acompanha-me a uma pequena sala, dá instruções para que eu tire toda a roupa e coloque um avental descartável com a abertura para a frente. "O doutor virá logo", diz a moça, fechando a porta atrás dela. Quase meia hora de espera ansiosa e o médico aparece.

É um homem de cerca de 40 anos, veste-se com elegância, tem um rosto infantil e mãos enormes de trabalhador braçal. Enquanto trocamos amabilidades, ele põe luvas de borracha, abre a porta do esterilizador e retira um espéculo reluzente. Aquece-o entre as enormes mãos, passa gel lubrificante e coloca-o em mim, como se eu fosse uma torradeira.

Estou seminua, montada nos estribos de metal, enquanto ele examina imparcialmente minha vagina: útero menor do que o normal, paredes vaginais finas e frágeis, leve secreção, ausência de brilho. Ele está falando de meus órgãos internos como se fosse um fiscal de obras. O que fazer com minhas paredes vaginais finas? Rebocá-las? Passar massa corrida? "Não, estrogênio", diz ele. Fico completamente histérica. Estou vivendo uma experiência extracorpórea. Imagino as finas paredes de minha vagina vestidas com um novo casaco de estrogênio. Espero que a cor combine com meu velho útero menor-que-o-normal.

Ele diz que estou menopáusica. Eu sei, mas não quero ouvir. Pronuncio a palavra "menopausa". Ela sai hesitante. Agora que está relacionada comigo, odeio o som dela. Pela primeira vez estou levando muito a sério essa história de menopausa. Eu digo ao médico que não quero tomar estrogênio, porque provoca câncer. Ele responde que não tenho nada com que me preocupar. Claro. Não é ele quem vai tomar.

"Mais alguma coisa?", pergunto. Ele fala sobre a Clonidine, droga normalmente utilizada para hipertensão, e também sobre pastilhas Bellergal, para aliviar as ondas de calor, mas elas contêm fenobarbital, um sedativo barbitúrico. Não, obrigada. Prefiro sentir as ondas de calor e continuar operando máquinas pesadas. Então ele diz que devo engordar um pouco, porque mulheres mais gordas tendem a ter ondas de calor mais brandas e espaçadas. Eu respondo que não vou engordar porque as mulheres mais gordas também tendem a ter romances mais brandos e espaçados. Ele não acha graça. Diz que tenho muita sorte e, em seguida, como uma metralhadora, dispara uma lista de problemas menopáusicos que eu poderia ter: sonhos estranhos, dores nas costas, prurido na vulva, inchaço, flatulência, indigestão, gases, bigodinho, dor nos tornozelos, joelhos, pulsos e ombros, calcanhares sensíveis, urina freqüente, incontinência urinária, veias inchadas, tonturas, vertigens, ataques de pânico, cistite, depressão, enxaquecas, arrepios e lapsos de memória. Eu respondo que gostaria de ter lapsos de memória e esquecer tudo sobre isso. Novamente, ele não acha graça. Está farto de mim.

Ele me acompanha até a porta e diz: "Você terá que aprender a viver com isso". Deve ser ex-aluno da Faculdade de Ginecologia Vince Lombardi.

Saio do consultório zangada, deprimida e defensiva. O que um jovem ginecologista, do sexo masculino, sabe sobre vaginas, se nem mesmo tem uma? Culpo o médico, mas a culpa não é dele, é minha. Eu não estava preparada para a consulta. Ainda não fizera minha lição de casa. Não fizera as perguntas certas. Na verdade, quase não perguntei nada. Um médico é tão bom quanto o é seu paciente, e eu, como paciente, fui desprezível.

A menopausa era o que acontecia de mais importante ao meu corpo desde a puberdade, e eu não estava preparada. O que fazer quando se vive mais que os próprios ovários? Vestir calcinha preta em sinal de luto? Fazer uma prece fúnebre? Acender velas de Tampax? Não. O melhor é ter um grupo de amigos e familiares e médicos que nos auxiliem a atravessar a menopausa de forma segura e positiva.

Não é fácil encontrar o médico certo. Isso exige muita experimentação e muito trabalho. A maioria das mulheres escolhe um médico com menos cuidado do que escolhe um melão e, quilo a quilo, provavelmente existam mais médicos podres do que melões. Se eu escolhesse um ginecologista com o mesmo cuidado com que escolho um melão, podia ter evitado muitas situações desagradáveis. Quando você está levando uma surra dos seus hormônios, precisa de um médico que seja paciente e compreensivo. Muitos não são. Aprendi que há três tipos básicos de ginecologistas a serem evitados: o Treinador, o General e o Mecânico. Você já conheceu o Treinador — o que estudou ginecologia na Faculdade Vince Lombardi.

O General freqüentou a Faculdade de Ginecologia Norman Intempestivo Schwarzkopf*. Ele passa arrogante com seu jaleco branco engomado, murmura um bom-dia, enfia o espéculo em sua vagi-

---
* Esse é o general que comandou a operação Tempestade no Deserto na Guerra do Golfo.

na, dá ordens, vocifera e deixa você completamente intimidada. Condescendente, ele diz o que está errado e planeja minuciosamente o que "nós" precisamos fazer para atacar o problema. É seu dever seguir as ordens do General, se "quisermos" vencer a Operação Tempestade na Vagina. Por não querer me incluir entre as orgulhosas pacientes do General, imediatamente tentei outro, e marquei com o Mecânico.

O Mecânico freqüentou a Faculdade de Ginecologia Lee Iacocca. Sua sala parece menos um consultório que uma oficina de serviços automotivos. Sento-me nua, coberta apenas por um avental descartável, em um dos quatro ou cinco compartimentos brancos, enquanto ele passa de uma paciente a outra, de um compartimento ao outro, examinando velhas vaginas superaquecidas e desreguladas. Não demonstra nenhuma emoção, nenhum senso de humor, nenhum envolvimento, enquanto percorre sua linha de montagem menopáusica. Não há tempo para perguntar o que você está sentindo. As máquinas de última geração e os exames é que irão dizer. E dizem que meu sistema endócrino está encavalando as marchas. Ele quer encher meu cárter de estrogênio. Eu lhe digo que o *pit stop* acabou ali e que vou procurar outra opinião na oficina do meu bairro.

Eu buscava um ginecologista que tivesse coração e alma, alguém que se interessasse por mim e por aquilo que eu tinha a dizer. Não é fácil abrir as pernas e falar de sua vida sexual, das suas ardências, coceiras e securas com um médico que trata você como se fosse uma ordem de serviço ou uma operação militar. Essas experiências desagradáveis ensinaram-me o que esperar de um bom médico e, mais importante, a reconhecê-lo.

Você não pode julgar um médico pelo endereço do consultório, o tamanho ou o número de diplomas emoldurados nas paredes. Bons médicos dependem de certas qualidades que não têm nada a ver com a universidade que freqüentaram.

Um médico que não hesita em puxar seu receituário sem levar em consideração outros tipos de tratamento, ou que confia excessivamente nas máquinas, não é o meu tipo. Essas técnicas lucrativas que economizam tempo podem servir para ele, mas para mim não significam nada. Quero que ele use seu tempo ouvindo minhas queixas e conhecendo meus sintomas e não que eu tenha que falar para um computador fantástico.

Os exames que ele pede devem ter menos importância que a atenção dedicada a mim. Não estou falando de termos um caso amoroso ou que ele me mande um cartão de aniversário. Estou falando de lembrar-se do meu nome após a terceira consulta e conhecer o meu histórico clínico, antes de prescrever terapia de reposição de hormônios. Para mim, a atenção de um médico é tão importante quanto sua capacidade. Não levo a sério quem me faz esperar uma hora e depois me concede cinco minutos. Considero má medicina marcar consultas em excesso, assim como é ruim a companhia aérea que vende passagens a mais. Esses são os médicos que medem sua pressão sanguínea e dizem que está muito alta. Claro que está. A dele também estaria, se estivesse esperando há uma hora! Se ele não tem tempo para você, não tenha tempo para ele.

Quero que meu médico pergunte o que eu como e que vitaminas estou tomando. O que comemos tem tudo a ver com a forma de sentirmos as coisas; mesmo assim, a maioria dos médicos nada sabe sobre nutrição. Na escola de medicina ensinam a fazer uma cirurgia, mas não nutrição. Só o que eles sabem sobre alimentação é cortar e fatiar. Se soubessem mais, provavelmente fariam menos cirurgias.

Quero que o médico seja paciente, compreensivo e bom ouvinte. Não gosto que me interrompa, que encerre a conversa de repente, que divida sua atenção entre mim, o paciente na sala de espera e o relógio. Não quero que minta para mim, mas que admita suas limitações e seja suficientemente seguro para dizer "não sei". Quero que tome decisões comigo e não por mim e quero que seja humano. Ele não é Deus.

E por não serem deuses, não me aproximo mais dos médicos com admiração reverente. Quando eu era pequena, minha mãe dizia que eles eram pessoas especiais e que, se eu tivesse sorte, casaria com um. Os tempos mudaram e minha atitude também. Toda vez que começo a idolatrar um médico, basta que me lembre de certos indivíduos desprezíveis do curso secundário que entraram na faculdade de medicina e rapidamente recobro o juízo.

Não fico mais intimidada e insegura diante de médicos. Se você fez bem sua lição de casa, conhece seu corpo melhor do que ninguém. Sempre faço muitas perguntas, especialmente se o médico sugere que eu tome hormônios ou qualquer outro medicamento. Essas coisas não são exatamente chicletes, e eu quero saber o que vou ingerir. Geralmente, levo comigo uma lista de perguntas:

- Como funciona o medicamento?
- Quais os possíveis efeitos colaterais?
- Qual a sua margem de segurança?
- Por quanto tempo irei tomá-lo?
- Quanto custa?
- Os efeitos do medicamento são permanentes?
- Quais as diferentes maneiras de usá-lo — drágeas, adesivo ou creme?

- O que é melhor para mim?
- Quando devo tomar o remédio? Devo ingeri-lo com algum alimento?
- Quanto tempo demora para começar a fazer efeito?
- Pode ser tomado com outros medicamentos?
- Tem contra-indicações?
- Quais são os riscos? E os benefícios?

Se você não entender a resposta, pergunte novamente. Se os médicos não conseguem escrever receitas legíveis, por que devemos esperar que falem com clareza?

Depois do diagnóstico e do prognóstico, você ainda não precisa seguir todas as ordens dele, mesmo que lhe diga que determinado tratamento é "o mais indicado", "necessário" ou "adequado". A maioria dos testes nas escolas de medicina são de múltipla escolha, portanto, as chances de o diagnóstico estar correto são, na melhor das hipóteses, poucas ou nenhuma. Totalmente correto, jamais. E só porque seu ginecologista é uma mulher, não significa que ela sabe mais ou que seja mais compreensiva. As mulheres freqüentam as mesmas faculdades que os homens e, no momento, nenhuma delas ministra cursos sobre o poder da menopausa positiva.

São o seu corpo, a sua vida e o seu dinheiro que estão em jogo. Assuma o controle. Escolha um médico que tenha os mesmos valores que você. Se ele for um Treinador, um General ou um Mecânico, a favor da terapia de reposição hormonal ou da histerectomia, e você não está segura, procure outro. Não tenha medo de magoá-lo. Tenha medo de magoar a si mesma. O cardiologista do meu sogro disse que, se ele não fizesse uma cirurgia para colocação de "ponte de safena" tripla, iria morrer. Isso foi há dez anos. Hoje, ele está passando muito bem. Nunca esteve melhor. Não fez a cirurgia e nunca mais viu o cardiologista. Às vezes, a opção pode ser não fazer nada. Felizmente, a menopausa raramente é fatal.

Para a maioria dos ginecologistas, a mulher menopáusica não é a mais atraente das pacientes. Para eles, tratar a menopausa é tão excitante, romântico e glamouroso quanto tratar hemorróidas. Preferem fazer partos. Essa, sim, é uma indústria positiva, lucrativa e em crescimento. A menopausa só interessa quando envolve cirurgia. Os médicos são cirurgiões. Nos Estados Unidos o índice de histerectomias é o mais elevado do mundo. Uma dentre três mulheres norte-americanas perderá seu útero antes dos 60 anos de idade. O saber convencional entre os ginecologistas é que, se ovários e úteros não são mais necessários à reprodução, o melhor é retirá-los.

Oito entre dez ginecologistas são homens. Pergunto-me se teriam tanta pressa de tirar o pênis se não fosse mais necessário para a reprodução. E se um médico lhe disser que recomendaria histerectomia para sua própria esposa, é melhor conhecer mais sobre o relacionamento deles.

3
Miss Mudanças-da-Vida

Tinha chegado a hora de encaixar a menopausa em minha vida; parar de chorar sobre os hormônios derramados e começar a lidar com a falta deles. O estrogênio é o gás fréon do meu corpo e meu sistema de refrigeração não estava funcionando sem ele, mas eu não estava pronta para a terapia de reposição hormonal. A menopausa é um processo natural, e eu estava determinada a lidar com ela sozinha e de forma igualmente natural. Não há motivo para ligar para minha mãe. Para ela, é difícil lidar com essas coisas. Quando eu tinha 10 anos, ela me levou até a vizinha e pediu à dona Gertrude que me ensinasse as coisas da vida. Mesmo que eu ligasse, duvido que ela ainda se lembrasse do telefone de dona Gertrude. Também não poderia falar com meu pai. Ele não compreenderia. Ainda me vê como um bebê, a sua garotinha. Nos redemoinhos de sua mente, as garotinhas, principalmente a dele, com 47 anos de idade, ainda era muito jovem para a menopausa. Não precisava assustar meu marido com a notícia de que sua noivinha, que outrora enrubescia de timidez, agora enrubescia de calor. Ele tem seus próprios problemas de meia-idade. Seremos apenas eu, a noite e a menopausa.

Não foi fácil ocultar de meu marido as freqüentes e imprevisíveis ondas de calor. A qualquer hora, em qualquer lugar, eu poderia ser pega no ato de ser uma menopáusica. Podíamos estar na cozinha, e o vapor de uma mera xícara de café me fazia transpirar. Para me refrescar, eu levantava e ia até a geladeira, abria a porta do *freezer* e me debruçava dentro dele. Ficava lá até a onda passar ou meu marido ficar intrigado. Se ele perguntasse: "Está procurando alguma coisa?", eu resmungava: "Sim, estrogênio". Fechava a porta do *freezer* e fingia que nada estava acontecendo. Quando saíamos para comer fora, fazíamos literalmente isso: comíamos fora. Escolhíamos sempre locais ao ar livre. Para meu marido era romântico. Para mim era prático.

Infelizmente, não *dormíamos* ao ar livre e não tínhamos no quarto um *freezer* no qual eu pudesse aplacar as minhas ondas de calor. Lá dentro, eu tinha que confiar no sono profundo de meu marido e no meu bom-senso para lidar com o fogo e a água. Preparava-me para dormir escondendo uma enorme esponja e uma muda de roupas sob o travesseiro, e dois litros de água e um leque sob a cama, do meu lado. Mas era pura ilusão. Por mais que eu me preparasse, minhas noites eram sempre iguais. Eu acabava ficando nua, totalmente encharcada e pegando fogo sobre um lençol ensopado. Ao meu lado, meu marido, de pijama e roupão de flanela, dormia profundamente sob as cobertas. Ele estava no Pólo Norte e eu nos Trópicos. Ele dormia como um anjo. Eu ficava totalmente desperta. Quando ele acordava e perguntava qual era o problema, eu respondia que tinha tomado muito café. Levantava e vestia o roupão. Ele grudava em meu corpo molhado. Meu marido perguntava por que, e eu dizia que era eletricidade estática.

Quando, finalmente, consegui manchar o colchão, parei de comprar camisolas de seda e comecei a comprá-las de algodão. Substituí minhas roupas finas e sensuais por agasalhos de ginástica, mais resistentes e absorventes. O algodão tornou-se o tecido da minha vida noturna. Passei a usar camadas de roupas e conjuntos de malha para dormir. O que viria a seguir, uma roupa de mergulho? Eu estava mudando diante de meu marido, e ele nunca disse uma palavra. Como podia não perceber o que estava acontecendo?

Um dia, passando aspirador de pó na casa, percebi que não estava apenas recolhendo pó, mas recolhendo cabelos. Muitos cabelos. Meus cabelos. Eu os estava perdendo como um pônei Shetland. Meus pêlos estavam por toda parte. Obviamente, meu marido também percebeu os cabelos caídos. Ele nunca disse nada, mas de manhã eu o surpreendia examinando o couro cabeludo no banheiro com um espelho de mão. Realmente, eu me sentia mal por não lhe contar o que estava acontecendo, mas se ele estava tão preocupado com sua calvície, não iria notar sua esposa calorenta e menopáusica. As coisas começaram a ficar fora de controle. Minha vida estava se transformando num filme B de terror: *Os ladrões de hormônios; A noite das ondas de calor; Menopausa do inferno.* Só que não era um filme: era real e a estrela era eu. Era preciso falar com alguém. Tinha chegado a hora de ouvir outras vozes, outros úteros.

Rita, uma amiga de quem gosto muito, tem a minha idade e é casada. Já conversamos muito sobre infidelidade, incesto, estupro, necrofilia, pedofilia e tudo o que lemos e vemos na televisão. Revelamos uma à outra nossos medos e ansiedades mais profundas. Ela já presenciou os meus piores momentos. Eu já a vi extremamente vulnerável. Somos solidárias em tudo, de um cabelo mal cortado aos filhos mimados. Quando os filhos dela eram adolescentes, conversamos sobre sua preocupação com a dependência deles e o medo de que jamais saíssem de casa. Eles ficaram adultos, e conversamos sobre seus temores pela independência deles, que logo os tiraria de casa. Quando finalmente saíram, choramos juntas, avaliando os danos à maternidade abalada. Há muitos anos discutimos, questionamos, divagamos, comentamos e compartilhamos tudo, menos a menopausa.

Rita mora em Beverly Hills, lugar de pessoas ricas, magras e jovens. Não há espaço para a menopausa. Esta significa o fim da linha e, em Beverly Hills, ninguém quer estar no fim da linha. O estilo de vida exige o carro certo, a casa certa, as roupas certas e, naturalmente, a condição física certa. É permitido ter a doença da moda, como a síndrome de Epstein-Barr, ou até algo bem mais grave. Mas a menopausa não é permitida. Em Beverly Hills é melhor morrer jovem do que de constrangimento.

Pouco depois que os filhos dela saíram de casa, Rita passou a não se sentir muito bem. Foi ao ginecologista, ao dermatologista, ao proctologista, ao neurologista e ao urologista. O último, um reumatologista, achou que talvez ela tivesse lúpus. Os sintomas estavam todos ali: queda de cabelos, fadiga e dor nas articulações. Levaria algum tempo para dar um diagnóstico definitivo, de modo que, até lá, ela não poderia reivindicar oficialmente a posse da doença. Eu não sou Miss Marple, a médica-detetive, e não se tratava de um episódio de "Ela escreveu: Menopausa", mas pelos sintomas e por minha recente experiência, estava claro para mim que Rita estava na menopausa e não com lúpus.

Sugeri indiretamente, evasivamente, procurando ser sutil, sensível e mostrar-me despreocupada, que talvez fossem alguns sintomas de menopausa. Rita deu um pulo: "Menopausa?!!! Você está louca? Eu sou muito jovem". Ela nunca reagira de maneira tão defensiva e violenta a nada que eu já tivesse dito ou feito. Obviamente, apertei todos os botões errados e provoquei um curto-circuito.

Tentei remediar, dizendo-lhe que eu sentia as mesmas coisas, portanto, nós duas estávamos na menopausa. Arrependi-me no ato. Rita ficou fora de si. Disse que eu era muito jovem, que não sabia o que estava falando e que deveria buscar mais informações. Sugeriu ainda que eu fizesse outros exames.

Insisto em que não é preciso ser ministro da Saúde para saber que estamos na menopausa. Não adianta. Ela se afasta de mim como se eu tivesse algo contagioso e fosse a Senhora Menopausa. Não pode aceitar que seus filhos e sua juventude a tenham abandonado e que, agora, também seu corpo está fora de controle. Mudo de assunto e ambas nos sentimos aliviadas. Não sei por que esperava dela uma atitude saudável e menos defensiva em relação à menopausa. Eu deveria ter adivinhado. E deveria ter sido mais cuidadosa com seus sentimentos. Eu faria o mesmo se alguém, mesmo uma amiga, me dissesse que estava envelhecendo, e principalmente se eu morasse em Beverly Hills, onde a menopausa é motivo de divórcio.

Despedi-me de Rita me odiando por minha falta de sensibilidade. Agi como se fosse um mensageiro de Deus. A Santa Gayle. Nossa Senhora das Ondas de Calor. A verdade é que sou como ela. Apenas outra mulher que passa por momentos difíceis para chegar a bom termo com a menopausa. Eu precisava de outro enfoque.

Tenho alguns amigos que considero parte do meu sistema de apoio. Não importa o que aconteça, eles estão sempre prontos a me ajudar. São como irmãos mais velhos. Meu marido os conhece e gosta deles. Para todos os meus problemas de relacionamento, de trabalho ou com meus pais procuro conversar com Lenny, Jack ou Paul, que sempre se mostram solidários. Sempre foram sensíveis e compreensivos — bem, até eu tentar conversar sobre menopausa.

Jack é um solteirão de 58 anos que gosta de mulheres jovens. A soma da idade das suas atuais namoradas é menor do que a idade de uma mulher menopáusica. Quando pergunto a Jack como ele imagina uma mulher menopáusica, ele cita Gloria Swanson em *Sunset Boulevard*. Peço-lhe para citar uma mulher menopáusica ainda viva, e ele diz Zsa Zsa Gabor. Pergunto-lhe o que sabe sobre menopausa, e ele fala das "mudanças" de sua mãe: ela passava o dia de roupão, num quarto escuro e abafado, deitada na cama, fazendo compressas frias. Pergunto qual era a idade dela, e ele diz que era cinqüenta e alguma coisa. Muito em breve, eu terei cinqüenta e alguma coisa. Jack sabe a minha idade e, por alguma razão, não consegue ligar a menopausa a mim. Pergunto quanto tempo acha que levarei para chegar à menopausa, e ele diz quinze anos. Pelos seus cálculos, meus ovários se aposentarão aos 65 anos. Isso tudo foi dito por um homem inteligente, com seis anos de faculdade e diplomas em ciência e engenharia. Será essa a nova matemática? Paul é uma pessoa adorável e um bem-sucedido corretor da Bolsa. Tem a idade de Jack. Foi casado três vezes e divorciou-se antes que suas esposas chegassem à menopausa. Paul entende de pensão alimentícia, não de menopausa. Quando lhe pergunto o que sabe sobre menopausa, ele fala de seus colegas de faculdade que voltavam dos empregos temporários nas estações de veraneio contando histórias de mulheres mais velhas, com hormônios descontrolados e impetuosas, que perseguiam os jovens indefesos para levá-los para a cama. Eu não acredito muito nisso. Paul acredita em tudo. "Eles não tinham por que mentir. Eram pessoas inteligentes. Todos estudantes de medicina." Baseada em minhas últimas experiências, aposto que, hoje, a maioria é ginecologista. Pergunto se ele sabe a idade daquelas mulheres impetuosas, e ele responde: "Velhas, uns 45 ou 50 anos". Mudo de assunto.

Pergunto ao meu amigo Lenny o que sabe sobre menopausa, e ele cita a história da mãe encalorada e menopáusica de Jack. Aparentemente, a Insaciável Mamãe Menopáusica faz parte dos mitos modernos, como o Monstro do Lago Ness e o Abominável Homem das Neves — muita gente vê, os relatos são improváveis e há poucas pistas concretas. É assim que eu resumiria a compreensão da maioria dos homens a respeito da menopausa. Eles têm uma deficiência genética: simplesmente não conseguem relacionar-se com o conceito.

A lista de amigos nos quais posso confiar se esgota, deixando-me só e isolada. As ondas de calor ainda me mantêm acordada grande parte da noite. Viro e reviro na cama, ligo a televisão. Assisto aos últimos filmes do canal de televisão em língua espanhola, imaginando que talvez possa aprender uma segunda língua. O filme termina, mudo para o canal do tempo e comparo o meu clima quente, úmido e pegajoso com o clima do resto do país. O Vale da Morte às vezes é mais quente, mas geralmente estou mais encharcada. Então, faço um inventário de minha transpiração, tomo um banho, e me dou conta de que são seis e meia da manhã: hora de levantar. Levanto-me. Estou mal-humorada, sonolenta, dolorida, com coceira pelo corpo, trêmula, suada e louca. Sou Branca de Neve e os Sete Anões Menopáusicos. Olho-me no espelho e não vejo Branca de Neve. Vejo os Sete Anões. Pergunto a eles: "O que vocês fizeram com Gayle?"

Uma noite, deitada na cama, ouvi uma voz. Alguém falava sobre menopausa. Era uma conversa ao vivo numa estação de rádio: um médico conversava ao telefone com uma mulher de 49 anos de idade que tinha quatro ondas de calor por hora, secura vaginal e um histórico familiar de osteoporose. Para as ondas de calor ele recomenda 8000 U.I. (Unidades Internacionais) de vitamina E, diariamente. Para a secura vaginal, sugere gel lubrificante K-Y e o maior número possível de relações sexuais: "Se você não usar, vai perder". Para a osteoporose, recomenda caminhadas, subir escadas e todo exercício com pesos. Quando ela pergunta sobre a TRH (Terapia de Reposição Hormonal), ele fica louco. Não acha que existam evidências suficientes de que seja segura e não conhece um só médico que a tenha recomendado à própria esposa. Eu queria saber mais sobre a TRH, mas ele já estava falando de infecções do ouvido. Liguei para lá, mas não consegui completar a ligação. Estava ocupado. Liguei novamente. Ocupado. Agora ele falava de impotência. Desligo e ligo novamente durante vinte minutos. A linha está ocupada. Continuo ligando. Ainda ocupada. O programa termina e eu fico ouvindo o sinal de discar. Se fosse uma emergência médica, já estaria morta.

Tenho que descobrir mais coisas sobre a Terapia de Reposição Hormonal. Preciso de uma segunda opinião. Tento ligar para outra estação de rádio, um médico que fala num programa diurno. Novamente, não consigo completar a ligação. Ele fala sobre calos, hérnias de hiato e Retin-A, mas não de menopausa. No dia seguinte, tento ligar antes do programa entrar no ar. Ocupado. Fico apertando a tecla de discagem automática o tempo todo que o programa fica no ar. Sempre ocupado. Quando finalmente consigo, o programa terminou e não houve resposta. Talvez eu devesse ligar para 190.

Dias depois, outra mulher menopáusica consegue a ligação. Não sou eu. Ela tem 51 anos, está passando por mudanças de humor, distúrbios do sono e incontinência urinária. O médico sugere estrogênio. Quando ela diz que sua família tem um histórico de problemas na vesícula biliar e hipertensão, ele recomenda o adesivo de estrogênio transdérmico em vez de comprimidos. Esse adesivo permite que o estrogênio entre diretamente na corrente sanguínea, sem passar pelo fígado, evitando, assim, grande parte das razões de certas mulheres não poderem ingerir estrogênio oralmente. Esse médico é definitivamente a favor do estrogênio e da TRH. Diz que as mulheres vivem um terço da vida após a menopausa e que o estrogênio pode significar a diferença entre ter uma boa vida ou simplesmente sobreviver. Eu preciso falar com esse médico e perguntar se a TRH é boa para mim, mas, novamente, não consigo ligar.

Não consigo ligar nunca. Temo jamais ter uma chance. Perco a paciência e ele perdeu uma paciente. Está na hora de estender a mão e tocar em um médico de carne e osso. Espero assim poder alcançá-lo.

O telefone toca. É minha amiga Linda. Ela diz que vem tentando falar comigo há dias, mas só dá sinal de ocupado. Fico meio embaraçada. Digo-lhe que, ultimamente, muita gente teve dificuldade para falar comigo. Ela vai fazer 40 anos. Para comemorar, decidimos almoçar juntas num desses lugares pretensamente simples, onde as pessoas que "acontecem" almoçam. Estou excitada. Será bom sair de mim mesma e dar algumas risadas. Espero que o restaurante sirva uma boa comida e tenha um bom aparelho de ar condicionado. Quando vejo Linda, nem preciso perguntar como é ter 40 anos de idade. Ela está no limite da histeria.

Lacrimejante, ela me estende um cartão de aniversário. É de seus pais. É um cartão excessivamente sentimental, dos-pais-para-a-filha-amorosa. Flores cor-de-rosa sobre um verso piegas, repleto de sinônimos pegajosos para a querida, e verdadeiro. Atrás, uma mensagem escrita à mão. Os pais desejam à filha o melhor, inclusive marido e filhos. As palavras "marido e filhos" estão sublinhadas.

Digo a ela que não deveria se aborrecer tanto. Eles não queriam dizer nada com aquilo. Encaremos os fatos: os pais têm uma obsessão ancestral. É genético. Acham que se não a relembrarem, você vai esquecer o assunto. "Linda, querida, quando voltar, traga um litro de leite, um pão de forma, um genro e alguns netos." Naquele exato momento, provavelmente, estariam em casa, satisfeitos com a consideração que demonstraram por você. Acham que colaboraram para a felicidade deste seu dia e mal podem esperar pelo seu telefonema para dizer o quanto apreciou a mensagem que lhe enviaram.

Linda concorda. "Só que tenho 40 anos e não preciso que meus pais me lembrem que ainda não me casei e não estou grávida. Desde a puberdade eles falam em netos. Entendi a mensagem e estou tentando. Só que tudo o que me atrai é ilegal, imoral ou já é casado."

Linda é uma profissional de carreira. Tem um ótimo emprego como produtora de publicidade, que envolve muita responsabilidade e lhe paga muito bem. Mas ela o trocaria sem pensar por um homem decente e um filho. "Não que eu esteja me sentindo abandonada e desesperada, mas o tempo está passando. Tenho 40 anos, não tenho um relacionamento, meus pais estão me pressionando, posso ouvir muito bem aquele relógio biológico e estou assustada. O pior é que não preciso de marido nem de um compromisso. Poderia muito bem ser mãe solteira. Não estou pensando em fugir para o interior e criar filhos. Só quero uma chance de tê-los. Também quero ser ancestral." Tento confortá-la: ela só tem 40 anos e algum tempo pela frente. Ela acha que dez ou quinze anos não é tanto tempo assim. Como era seu aniversário e ela não estava tendo exatamente um bom dia, prefiro não lhe dizer que está sonhando se acha que ainda tem quinze anos pela frente. Linda entende de produção, não de reprodução.

Linda pergunta quando vou ter um filho; respondo que não sei. Não tenho coragem de dizer que estou na menopausa e não posso mais tê-los. Ela sabe que eu tenho quase 50 anos. Naquele momento, seria deprimente para ela ouvir isso, e para mim também. Quando o garçom traz a comida, ninguém está com disposição para mastigar e engolir, e muito menos conversar. Terminamos os lamentos e a refeição com um pedaço de bolo Floresta Negra, com velas de estrelinhas cintilantes.

Depois do almoço, a única coisa que quero é um filho. O fato de não poder tê-los definitivamente atingira-me como um soco no estômago. Não pensara muito nisso até então, não porque não fosse importante, mas por ser muito importante, muito doloroso, porém tarde demais. Eu não podia fazer nada. A menopausa é o controle de natalidade definitivo. O jogo terminara: o relógio deu meia-noite e o meu sistema reprodutor virou uma abóbora. Linda compreendera isso e eu não. Aos 40 anos, os filhos não eram uma preocupação. Achava que ainda tinha muito tempo, que não havia necessidade de brincar de "Chegou a hora". Era muito cedo. Agora é muito tarde. Desejaria ter lidado melhor com isso, até mesmo ter tropeçado nisso. Desejaria que os filhos tivessem mudado minha vida, não a menopausa. Antes, a ausência de menstruação significava possível gravidez. Agora, significa que não posso engravidar. A mesma ansiedade para resultados diferentes. A dor de não poder dar à luz é tão grande quanto a de dar à luz, e muito mais duradoura.

Sinto-me como se tivesse acabado de perder um ótimo emprego, como se tivesse recebido um aviso de demissão: fora violentada, sacaneada, estava arrasada. Não há mais menstruação. Não há mais fertilidade. Não há mais filhos. Estou liquidada como mãe. Hora de abrir as gavetas, livrar-me dos absorventes íntimos, esquecer o controle de natalidade e desligar o relógio biológico. Tudo aconteceu rápido demais e sem nenhum aviso. Estou zangada, confusa, sinto-me traída. Só quero chegar em casa. Cair na cama, cobrir-me até a cabeça e ficar assim até passar. O problema é que menopausa não é uma pausa. É um ponto final. Oscar Wilde escreveu: "Neste mundo só existem duas tragédias. Uma é não conseguir o que desejamos e a outra é conseguir". Ele devia estar falando de menstruação e menopausa.

Quando vejo uma mulher grávida, sinto enjôos de tristeza. É o nascimento da depressão. Corro novamente para a livraria. Sinto uma tentação, mas passo adiante de *Saída final*, o último livro de auto-ajuda de que alguém precisaria, e escolho *14 mil coisas para ser feliz*. Como era de esperar, a menopausa não era uma delas. Para me ajudar a chegar a bom termo com essa nova sensação de vulnerabilidade, mortalidade e perda, tento também alguns desses livros de psicologia popular. Talvez, se praticasse as técnicas testadas e aprovadas, pudesse transformar a menoupausa numa oportunidade. Leio e releio, buscando formas de aproveitar a menopausa, fazê-la trabalhar para mim. Os resultados não duram muito. Esses livros são como comida chinesa. Você os lê e cinco minutos depois precisa ler novamente.

Enquanto isso, as ondas de calor continuam. Vejo diariamente na televisão Red Adair e sua equipe apagando o incêndio de um poço de petróleo no Kuwait, e eu mesma não consigo apagar uma onda de calor. Certamente, devo ter algum poder desconhecido de produzir resultados iguais aos de Red Adair. Para entrar em contato com esse poder, tento a visualização.

"Os pensamentos são como objetos", ensinaram-me num seminário. Eu só tinha que criar imagens e figuras em minha mente que extinguiriam as ondas de calor. Quando percebia a aproximação de uma onda de calor, eu me visualizava como um cubo de gelo. Infelizmente, o cubo de gelo sempre derretia. No segundo seminário, disseram-me que eu precisava de uma imagem mais forte que um insignificante cubo de gelo: "Não se pode deter um carro blindado com uma pedra". E eu precisava também ter pensamentos positivos. Estes são declarações positivas e poderosas de como desejamos pensar, sentir e acreditar. Trabalhei com afinco em minhas visualizações e nos pensamentos positivos, aperfeiçoando imagens e palavras. Munida de minhas novas e aperfeiçoadas armas, estava novamente pronta para lutar contra a temível onda de calor.

Quando sentisse uma delas se aproximar, poria em movimento as poderosas imagens. Tentaria relaxar o corpo, respirando lenta e profundamente no abdômen. Contaria de 10 a 1, relaxando a cada número. Minha mente, então, criaria, basicamente, um comercial de cerveja: eu era uma garrafa gelada mergulhada num barril de gelo; quase um iglu, no Pólo Norte. Com essas poderosas imagens, eu recitaria minhas afirmações: "Sou uma foca congelada. Sou a calota polar. Sou o Círculo Ártico. Sou glacial. Sou gelo". Não adiantou. Após uma semana, os resultados foram: ondas de calor, 175; visualização, 0. Infelizmente, a visualização e os pensamentos positivos não foram, para mim, um míssil Patriot.

Minha única companheira de ondas de calor, suores noturnos e insônia era a televisão. O mundo noturno da televisão é repleto de milagres e produtos milagrosos. Mudando de canal com o controle remoto, pode-se ver programas totalmente dedicados aos *bobs* moleculares, fornos a jato, aspiradores de cabelo, carregadores de cérebro, balas de hortelã de ação prolongada. Profissionais poderosos, milagrosos e carismáticos ajudam você a ganhar dinheiro enquanto dorme, manipulam suas ondas alfa e controlam sua celulite. Nesse mundo há de tudo — menos para a menopausa.

O que realmente precisamos é de um canal exclusivo para menopausa, da meia-noite às seis horas da manhã. Há mais de 40 milhões de mulheres passando pela menopausa, muitas delas acordadas e fervendo a esta hora. Acrescente-se outros 20 milhões de homens insones, passando pela crise da meia-idade, e teremos uma audiência noturna potencial de 60 milhões de espectadores com bons empregos e muito dinheiro. Temos um canal para esportes, para o tempo, para a família. Por que não um canal para a menopausa e a meia-idade? A programação poderia incluir previsão de tempo para ondas de calor, hora do relógio biológico, entrevistas sobre crise da meia-idade e, minha favorita, "A festa do pijama da menopausa noturna da Gayle", com minhas convidadas especiais: Dyan Cannon, 54; Ali McGraw, 52; Ann-Margret, 50; Marlo Thoomas, 48; e Goldie Hawn, 46. Poderíamos vender muitos Os-Cal, Lubrin, Premarin, Replens* e outros acessórios menopáusicos que não se encontram nas lojas. Uma rede de emissoras M & M: pense nas possibilidades.

Tenho vontade de escrever para meus heróis da meia-idade, Ted Turner e Jane Fonda. Ambos cinqüentões, que parecem realmente sentir tesão um pelo outro. Aposto que Ted e Jane ainda dormem abraçadinhos. Eu os invejo. Nos últimos tempos, meu impulso sexual passa do ponto morto para a marcha à ré, e por bons motivos. Minha vagina está seca, as roupas molhadas, os hormônios baixos e o ato sexual machuca. Fazer amor com meu marido é como tratar um canal dentário. Gemo como Monica Seles, mas de dor e não de êxtase. Peço "Mais!", rezando para que termine logo. Ele não termina, mas eu sim.

Certa manhã, depois de uma noite particularmente ruim, com sete ondas de calor e como se eu tivesse passado por uma lavagem automática de carros, meu marido pergunta se estou com algum problema. "Estou, estou com menopausa." Olhar inexpressivo. "Menopausa." Ele está compreendendo. "Menopausa." Ele compreende. Sorri e me dá um novo nome: "Minha *Miss* Mudanças-da-Vida". Estremeço. É como um beijo e um pontapé. Não sou mais apenas bonita. Agora sou bonita para alguém da minha categoria — a categoria das mudanças-da-vida. Sinto-me como um participante de uma

---

* Cálcio, hormônio e lubrificantes vaginais.

maratona de idosos que, entre 26 mil competidores, chega em último lugar, mas é o primeiro colocado entre os octogenários.

Gostaria que meu marido fosse mais sensível, carinhoso e terno, mas ele prefere ser engraçado. Estou atravessando o inferno e ele faz piadas. Imagino como ele se sentiria se eu o chamasse de *Mister* Crise da Meia-Idade. Fico magoada e digo isso a ele. Ele fica confuso e desnorteado. Sente-se mal e quer que eu saiba. Diz que não acha nem um pouco engraçado e que não quer encarar de forma leviana nem a menopausa, nem a mim. "Eu não sabia o que dizer. É a minha primeira menopausa", diz ele, desculpando-se. Está falando sério. Então, ele passa o braço pelo meu ombro e gentilmente me faz sentar numa cadeira; trata-me como se eu estivesse comunicando uma gravidez. Os homens jamais entenderão o que não vivem na própria pele.

4
Um bom palpite

No espírito da Glasnost menopáusica, meu marido encoraja-me a conversar sinceramente com ele. Essa nova abertura, apesar de ser boa para a cabeça, não ajuda em nada meu corpo. Estou me desintegrando mais rápido que a União Soviética. Pelinhos insidiosos começam a despontar em meu queixo, sinto uma coceira persistente e embaraçosa entre as pernas e descubro que o simples ato de estacionar o carro faz meu coração trepidar e o corpo superaquecer. Os suores noturnos persistem. Todas as noites agarro-me à vida navegando em meus irados hormônios, como se estivesse descendo a correnteza num colchão ortopédico.

Infelizmente, nessa aventura eu levava junto meu marido. Já não era mais a minha menopausa — era a nossa menopausa. Todas as manhãs, levantávamos molhados, cansados e mal-humorados. Ele estava entrando em contato com a menopausa e ficando exasperado. "Só quero uma cama seca e uma boa noite de sono, e não escalar as Montanhas Rochosas. Se eu não descansar logo, vou acabar numa tenda de oxigênio."

Durante as ondas de calor, conversamos sobre minhas condições meteorológicas. Estamos obcecados por meus altos e baixos tropicais. Eu as descrevo e nós conversamos. Mas as noites continuam molhadas e tumultuadas, e de manhã é como se estivéssemos de ressaca. Está claro que as conversas, o carinho e a solidariedade não vão acabar com elas. O problema não está na minha cabeça, mas em meu útero. Se eu não procurar um ginecologista, ambos iremos precisar de um psiquiatra. Chegara a hora de parar de analisar minha temperatura e procurar uma segunda opinião.

Uma amiga menopáusica de Nova York recomendou-me sua ginecologista, especialista mundialmente famosa em menopausa. Telefono para ela. Infelizmente, ela não está atendendo novos pacientes. Encaminha-me para uma colega, a dra. Susan Brown. Baseada em minha experiência anterior, desconfio dos colegas de colegas, mesmo quando recomendados. Ainda assim, marco a consulta.

A sala de espera da dra. Brown estava cheia de grávidas. Todo mundo está esperando alguma coisa e eu também. Eu espero ver mais mulheres da minha idade. Não há nenhuma. E nenhuma revista com um artigo sequer sobre meia-idade ou menopausa. Estaria diante de outra profissional alegremente dedicada ao nascimento de bebês? Sinto-me tão deslocada quanto se estivesse com um casaco de peles numa convenção pela preservação dos animais. Os ginecologistas especializados em menopausa seriam uma espécie em extinção? Pego uma *Parents Magazine* e me escondo atrás. Espero muito tempo. Enquanto leio artigos de revistas, tais como "Que nome dar ao bebê?", "Picles e sorvetes", "Mitos da maternidade", "Como fazer um berço de vime", penso no que perguntarei à médica. Essa consulta não seria como a última visita que fiz a um ginecologista. Desta vez eu tinha feito a lição de casa e estava mais preparada. Só espero que ela esteja preparada para mim.

A dra. Brown lembra um duende. É baixinha e redonda, com cerca de 40 anos de idade. Eu esperava uma pessoa mais velha, com idade suficiente para já ter sentido uma onda de calor. Mas, onda de calor à parte, a dra. Brown é o tipo de médica que a gente sonha conhecer. É calorosa, afetuosa e humana — uma pessoa real, não uma máquina de receitar. Sinto-me à vontade com ela e conto-lhe toda a minha inexpurgada história médica. A dra. Brown ouve pacientemente minhas queixas de todas as dores, coceiras e contrações menopáusicas. Ela não tem pressa. Não se trata de um *pit stop*. O único relógio no qual ela está interessada é o meu. Sei agora por que tive que esperar uma hora para ser atendida.

Depois da conversa, o exame. Eu disse o que tinha a dizer. Chegara a hora de ouvir o outro lado da história, a versão do meu corpo. Tiro a roupa, visto o avental e sou acompanhada a uma sala para um exame completo de sangue, incluindo funções do fígado e da tiróide, colesterol e níveis de cálcio e fósforo. De lá vou para outra sala fazer meu exame pélvico e ter mais surpresas.

Sento-me na mesa de exame e noto que os frios estribos estão cobertos com capas e que a dra. Brown aquece o espéculo numa almofada térmica. Não se trata exatamente de uma conversa ao pé da lareira, mas eu me sinto muito melhor e mais confortável do que em todas as minhas experiências anteriores. A dra. Brown começa fazendo um exame de Papanicolau e um esfregaço vaginal para determinar a presença de estrogênio. Depois, apalpa as mamas e quer saber se eu sei fazer auto-exame. Qual foi a última vez que um médico teve tempo de lhe mostrar como fazer um auto-exame das mamas? Ela é boa demais para ser verdade. Um verdadeiro milagre. Eu estou impressionada.

A dra. Brown quer que eu faça uma mamografia, porque o exame das mamas revela alguns cistos. Isso não me surpreende, pois já ouvira antes. Ela diz que se eu eliminar toda a cafeína de minha dieta — café, chá, chocolate e refrigerantes —, em seis meses provavelmente os cistos terão diminuído muito. Isso é surpresa. Nunca ouvira antes. Finalmente, um médico que entende de nutrição.

Ela encontra também um tumor fibróide benigno em meu útero (pequenas massas de músculo que se formam no útero de 20 a 40% das mulheres americanas) e o início de uma infecção por fungos que, segundo ela, é comum em mulheres menopáusicas que não tomam hormônios. Cistos nas mamas, tumor fibróide, infecção por fungos. Há mais coisas crescendo em mim que num navio afundado. Pensei que a menopausa fosse uma fase de amadurecimento, não de gestações. Visto-me e volto à sala de consultas, um local alegre e acolhedor. Não é assim que me sinto. Ela fala e eu ouço.

A dra. Brown diz que não estou mais menopáusica. Há mais de um ano tive minha última menstruação e sou, oficialmente, pós-menopáusica. Ainda não me acostumei à palavra menopausa e já fui promovida a pós-menopáusica. Em nenhuma outra área as mulheres são promovidas com tanta rapidez.

Para o meu tratamento pós-menopáusico ela recomenda a TRH, Terapia de Reposição Hormonal, que combina estrogênio e progesterona, dois hormônios que o corpo produz naturalmente nos anos reprodutivos. O estrogênio controlaria os sintomas menopáusicos: ondas de calor, suores noturnos, secura vaginal e palpitações. Também protegeria contra doenças cardiovasculares e a implacável osteoporose, a perda de cálcio nos ossos. Problemas cardíacos são os grandes assassinos de mulheres com mais de 50 anos de idade e a osteoporose atinge um quarto das mulheres americanas com mais de 35 anos de idade.

Infelizmente, o uso do estrogênio isoladamente aumenta as chances de câncer uterino, portanto, ele deve ser tomado com a progestina (progesterona sintética), que elimina esse risco. Eu teria que tomar um comprimido de 0,625 mg de Premarin (estrogênio feito da urina de éguas grávidas) diariamente, do primeiro ao vigésimo quinto dia do mês. No décimo sexto dia, acrescentar 10 mg de Provera (progestina) e continuar tomando até o vigésimo quinto. Depois, devo parar de tomar os hormônios durante o resto do mês. Começaria o novo ciclo no primeiro dia do mês seguinte.

Existem prováveis efeitos colaterais dessa combinação de estrogênio e progestina. Inchaço, retenção de fluidos, câimbras, sensibilidade nos seios; náusea e depressão não são incomuns. "Também haverá continuação do sangramento menstrual", acrescenta a dra. Brown. Pausa significativa.

"Eu ainda posso ter um bebê?" pergunto, esperançosa.

"Não. É apenas um descolamento do revestimento uterino. Você não estará ovulando e não poderá engravidar." Depois da má notícia, outra pausa significativa para que as idéias de sangramento sem bebês e menopausa com menstruação façam sentido dentro de mim. É a maldição final. A idéia de ter as duas coisas ao mesmo tempo é tão atraente quanto ter enjôo com trismo. É um alívio quando ela diz que esse efeito colateral pode diminuir ou ser eliminado mudando a forma de ingerir a progestina. Tomando uma dose menor de progestina (2,5 mg) todos os dias do mês — em vez de uma dose mais forte (5 ou 10 mg) dez dias por mês —, os sangramentos podem ser mais brandos e, depois de alguns meses, desaparecer completamente. O único inconveniente é que o sangramento pode ocorrer e, em geral, é imprevisível; como o sangramento pode ser um dos primeiros sinais de câncer uterino, se eu sangrasse ela faria uma raspagem uterina para biópsia.

Ela ainda não terminou. Se eu tivesse algum problema no fígado, hipertensão, pressão sanguínea elevada, flebite (coágulos de sangue), problemas na vesícula biliar, obesidade ou fibróides uterinas, a Terapia de Reposição Hormonal poderia agravar essas doenças. Agora fico totalmente confusa.

"Você acaba de me dizer que eu tenho um tumor fibróide no útero e cistos nas mamas. Ouvi dizer que o estrogênio provoca câncer de mama. Por que me receita Terapia de Reposição Hormonal?"

"Ter cistos nas mamas não significa necessariamente que você desenvolverá câncer de mama. Faremos um controle anual com mamografias e com seus auto-exames mensais." A dra. Brown acredita que os benefícios da TRH são muito maiores que os riscos. As mulheres que fazem a TRH tendem a viver mais, têm menos ataques cardíacos e metade do risco de morte por doenças cardíacas coronárias, que mata mais mulheres que todos os tipos de câncer e é a principal causa de morte após a menopausa. A terapia também previne a osteoporose, elimina as ondas de calor e outros sintomas menopáusicos, melhora a vida sexual, suaviza a pele, fortalece a bexiga, enrigece os seios, aumenta o tônus muscular e faz a gente se sentir melhor. A dra. Brown olha para mim. "Você tem mais um terço de vida após a menopausa. Por que não melhorar a qualidade desses anos?"

Todas essas informações de uma só vez são difíceis de engolir, impossíveis de digerir e muito perturbadoras. É muito complicado. Não é mais só a minha menopausa, são os cistos e o tumor fibróide, a infecção por fungos e o Premarin e o Provera, inchaço, câimbras e sangramento. Precisa mais? Meu prato já está cheio. Mas ainda não terminamos.

Existem alternativas para a TRH por via oral. O adesivo transdérmico, que é aplicado como um Band-Aid, permite que o estrogênio entre na corrente sanguínea diretamente, sem passar pelo fígado, evitando, assim, a liberação de enzimas que poderiam deflagrar problemas de saúde preexistentes. É recomendado para pessoas com problemas de fígado, vesícula biliar ou hipertensão. Há um creme de estrogênio que se usa na vagina, mas nem o creme nem o adesivo são tão eficazes quanto a TRH por via oral. A absorção do estrogênio através do adesivo e do creme vaginal variam, portanto, não se pode ter certeza da dose exata que está sendo absorvida. O creme é basicamente eficiente apenas para a secura vaginal e não alivia as ondas de calor mais fortes nem previne a osteoporose. Uma dose diária de 2,5 mg de progestina oral pode limitar a freqüência e a intensidade das ondas de calor. Mas é só o que pode fazer. Segundo a dra. Brown, somente a TRH por via oral é capaz de lidar com todo o conjunto menopáusico.

Cuidei de meu corpo a vida toda e a recompensa é ter que tomar hormônios. Eu não acredito neles. Vejo o que acontece com as galinhas alimentadas com hormônios. Desenvolvem peitos gigantescos e os galos viram capões. Eu sou naturalista. Não como nada que contenha substâncias químicas, aditivos e conservantes. Só como alimentos que têm vida útil, não meia-vida. Quando os ingredientes relacionados na embalagem de um produto soam como componentes de uma granada, não compro o produto. Passo longe de conservas, defumados e curados. Na minha opinião, se é curado, para começar já devia estar doente. Recuso-me a transformar meu corpo num depósito de lixo, de nitritos, nitratos, pesticidas, corantes, ceras e fumegantes. Se for artificial, imitação ou sintético, não chego nem perto. Sou naturalista. A menopausa é um processo natural. Não é natural colocar hormônios feitos da urina de égua dentro do meu organismo. As afirmações em contrário são, no que me dizem respeito, puro estrume de cavalo.

Eu não estou preparada para fechar a loja, declarar falência e tomar Premarin e Provera pelo resto de minha vida, agora artificial. Pergunto à dra. Brown se há algo natural que eu possa tomar. Ela responde que a vitamina E pode resolver as ondas de calor: "Diferente das outras vitaminas, ela não é produzida pelo corpo humano, portanto, não sei por que funciona; mas às vezes é bastante eficiente". Se eu quisesse tentar, deveria começar com 200 U.I. duas vezes ao dia e, se necessário, aumentar a dose até um máximo de 800 U.I. Em hipóstese alguma devia ultrapassar 800 U.I. por dia, pois qualquer coisa acima disso poderia interferir no processo de coagulação sanguínea. Não era preciso receita. Resolvi tentar.

Para a secura vaginal, a dra. Brown recomendou um gel não hormonal, que dispensa receita, chamado Replens. Tem poucos efeitos colaterais e é aprovado pela FDA. O Replens vem com aplicador e deve ser usado a cada três dias para proporcionar lubrificação contínua. O gel ajuda a normalizar a acidez vaginal e diminui o risco de infecções.

Enquanto a dra. Brown fala sobre as escassas e limitadas alternativas à TRH, vou ficando mais e mais deprimida. Ela é muito compreensiva. Não é a primeira vez que encontra resistência. Apenas 20% das mulheres aconselhadas a tomar estrogênio realmente o fazem. Ela reafirma sua confiança na TRH, principalmente para a prevenção da osteoporose, um dos mais graves problemas de saúde da mulher. "Dentre quatro mulheres menopáusicas, uma terá osteoporose, e entre estas, um terço morrerá em conseqüência da doença." Definitivamente, eu não quero ser uma estatística. Pergunto novamente se é seguro. Mais uma vez, a dra. Brown me assegura de que sou uma candidata perfeita para a TRH. "Eu não recomendaria se suspeitasse de câncer de útero ou de mama, doenças no fígado ou coágulos de sangue, e hesitaria se você tivesse pressão alta." Eu pergunto se ela própria faria a TRH. "Sim, certamente." Eu acredito nela. Também acredito na Mãe-Natureza. Acho que tomarei essa decisão sozinha. Preciso de tempo. Ouvi coisas demais de uma só vez. É muito cedo para tomar uma decisão. As informações ainda estão passando pela minha cabeça a mil quilômetros por hora. É preciso que diminuam a velocidade para que eu possa absorvê-las. Fazemos um trato: eu farei um exame de densitometria óssea para verificar se tenho osteoporose. Se eu não tiver sinais de osteoporose, não me submeterei à TRH. Eu posso viver sem ela e espero fazê-lo.

Por enquanto, a dra. Brown quer que eu tome 1.500 mg de cálcio diariamente. "Quando não há cálcio suficiente nos alimentos que você ingere, seu corpo irá tirá-lo diretamente dos ossos." Ela indica um novo produto chamado Calcimilk, que tem cálcio, pouca lactose e pouca gordura, além de vitaminas A e D. Um copo contém 500 mg de cálcio. "A vantagem de obter o cálcio nos alimentos em vez de tomar comprimidos está nos demais nutrientes que a comida pode oferecer." Se eu quiser tomar um complemento, ela recomenda citrato de cálcio. É muito bem absorvido, geralmente não provoca flatulência ou constipação e o risco de formação de pedras nos rins é reduzido. "Nunca tome mais do que 600 mg de uma só vez. Seu corpo não absorverá mais que isso. Tome durante as refeições e na hora de dormir, com um copo de água." A dra. Brown me dá uma lista de alimentos ricos em cálcio, com o conteúdo exato de cálcio em miligramas. Na minha lista, escrevo "vitamina E" e "Replens" para não esquecer. Volto para casa sentindo muito respeito pela dra. Brown, levando comigo o telefone de diversos hospitais que oferecem exame de densitometria óssea e muito para pensar.

"Estrogenar" ou não "estrogenar": eis a questão. Seria ótimo ter uma boa noite de sexo e de sono, pele mais jovem, sentir-me melhor e não me preocupar com ataques cardíacos e osteoporose. Será que o estrogênio é seguro? Na verdade, a dosagem receitada era menor do que normalmente, e com o acréscimo da progestina não há perigo de câncer uterino, embora o estrogênio ainda esteja ligado ao câncer de mama, e mulheres com mais de 50 anos somem dois terços desse tipo de câncer. A dra. Brown disse que meus riscos de câncer de mama são pequenos. Isso não me basta. Trata-se de minha mama e do meu câncer. Não quero arriscar. Por que tenho que trocar os ataques cardíacos e a osteoporose por um possível câncer de mama? São todas doenças sérias, mortais, e estou trocando-as como se fossem figurinhas. E mesmo que eu faça a troca, como saber se a progestina aliada ao estrogênio não cancelaria os benefícios de prevenção de ataques cardíacos e osteoporose que o estrogênio sozinho oferece? Parece que alguns médicos concordam com isso. Se eu jogar errado as minhas cartas, acabarei com os três. Em minha família há um caso de câncer de mama; como não tive filhos, corro risco ainda maior. Também há um caso de osteoporose e de doença cardiovascular. Portanto, é uma escolha muito difícil, principalmente porque ainda não temos informações concretas sobre os efeitos a longo prazo da ingestão de estrogênio e progestina combinados. Há, contudo, muitas informações sobre o estrogênio.

Desde que foi introduzido no final dos anos 40, o estrogênio sofreu mais altos e baixos que as bainhas das saias. Ele debutou como o DES, uma droga que era usada para prevenir abortos e "tornar mais saudável uma gravidez saudável". Foi retirado do mercado quando se descobriu que provocava câncer vaginal e anormalidades congênitas em crianças cujas mães tomavam a droga durante a gravidez. Pouco depois, voltou sob a forma de pílula anticoncepcional. Depois que a pílula foi relacionada ao câncer de mama, coágulos de sangue, ataques cardíacos e doenças no fígado e na vesícula biliar, os homens voltaram aos laboratórios. Nos anos 60, o estrogênio ressurgiu como a droga maravilhosa que retardaria o processo de envelhecimento e tornaria as mulheres "eternamente femininas". Por volta de 1985, ficou entre os cinco primeiros na lista de drogas mais receitadas nos Estados Unidos. Mas, nada dura para sempre. Aconteceu de novo. Descobre-se agora que está relacionado às doenças da vesícula biliar e ao câncer uterino. O estrogênio foi aclamado como droga milagrosa. Por seus antecedentes, é de se admirar que ainda esteja à venda.

Se o estrogênio fosse receitado para homens e não para mulheres, e a droga tivesse esse mesmo histórico, tenha certeza de que já teria sido discutido no programa "60 Minutos", debatido na Câmara, investigado pelo Senado e julgado nos tribunais, ao lado das habituais multas, prisões e condenações a serviços comunitários.

A comunidade médica considera a fusão do estrogênio com a progestina o novo pilar do progresso. Acredita-se que a combinação de ambos é o que mais se assemelha aos hormônios de nosso ciclo menstrual. Eu estava esperando por um complemento natural, não por uma imitação de mulher. A sacarina era um adoçante artificial que imitava o açúcar e provocava câncer de bexiga em animais de laboratório. Por que eu deveria ingerir estrogênio e progestina? A progestina nunca foi aprovada pela FDA para o tratamento da menopausa. Por que eu deveria confiar nessa nova terapia? Ela nos foi oferecida pelas mesmas pessoas que nos ofereceram o DES, a pílula e as próteses mamárias de silicone. Trata-se de um assunto sério, e as pesquisas foram basicamente realizadas por homens, que pouco sabem sobre as mulheres e menos ainda sobre a menopausa. Para compreender melhor o efeito das drogas nas mulheres, primeiro elas são testadas em ratos. O que os ratos sabem sobre a mulher moderna? Ratos não têm ondas de calor, não compram Tampax, não usam sutiã, não levam o carro para a oficina mecânica e não lembram do aniversário de ninguém. Ratos não cozinham, não limpam casa, não fazem compras nem recebem convidados. A única coisa que os ratos e as mulheres menopáusicas têm em comum é o bigode. Não se pode aprender nada sobre mulheres com os ratos. Somos as únicas criaturas do planeta que experimentam a menopausa. Por isso, somos uma geração de cobaias.

Se não fôssemos, por que nos deixariam tomar uma combinação de estrogênio e progestina sem antes fazer exaustivos testes de longo prazo? Dizem que funciona bem e que não há nada com que se preocupar. Disseram o mesmo das pílulas anticoncepcionais, que passaram a ser vendidas depois de serem observadas por apenas três anos, em 132 mulheres e nada mais que isso. A pílula funcionou bem — só que provocou câncer de mama em algumas mulheres, o que é preocupante. Dizem que a progestina combinada ao estrogênio elimina o risco de câncer uterino. Talvez haja ainda outros riscos e efeitos colaterais mais graves que ainda não conhecemos. O hidrogênio funcionou bem para os dirigíveis, mas os passageiros do *Hindenburg* não sobreviveram aos efeitos colaterais. Não me entendam mal: acredito nas coisas que agem combinadas. Funcionam muito bem na cozinha. *Ketchup* e maionese fazem um excelente molho para salada. Mas são condimentos, não hormônios. Se misturar estrogênio e progestina, o resultado pode não ser uma boa salada russa. Talvez seja uma roleta russa. Dizem-me que se eu fizer TRH, a menopausa será apenas uma lembrança. Só não quero que ela me transforme numa lembrança. Será que estrogênio e progestina são *ketchup* e maionese? Ou hidrogênio e dirigíveis? Ou será que estou comparando maçãs e laranjas? É tudo muito confuso. Até agora fui capaz de viver sem a TRH. Será que posso viver com ela?*

---

* No final do livro, há uma seção de notas que dão mais explicações sobre os benefícios e possíveis contra-indicações da TRH, bem como a dieta indicada pela dra. Brown. (N. do E.)

5
Uma experiência de "arrepiar os ossos"

Marco uma consulta para fazer o exame de densitometria óssea num dos hospitais de ortopedia de Nova York. Marcam-me dois horários: um para o exame e o outro para o acompanhamento.

Cinco dias depois, recebo pelo correio um grande envelope do hospital. Dentro, um cartão de consulta, um questionário médico e um perfil de risco. As perguntas do questionário são detalhadas, mas do tipo padrão. O perfil de risco é outra história. É tudo menos padrão: é o que chamo particularmente de Seção de Atividades Anti-Americanas. Sou negra, branca, oriental, católica, budista ou judia? Sou do Norte ou do Leste da Europa, ou africana? Parece que esse hospital é administrado pelo Departamento de Imigração e Naturalização e o exame é feito pelo FBI. Se não me sair bem, serei deportada.

Quando me apresento para fazer o exame de densitometria óssea no hospital, sou encaminhada para a ala de Medicina Nuclear. Medicina Nuclear é um nome elegante para raios-X. Sou recebida por um técnico sul-americano, jovem, moderno, de avental verde. Ele me conduz à sala de raio-X e vai me preparando para a experiência. Diz que usará um *scanner* de fótons simples e duplos para medir o punho, o antebraço e os ossos do quadril, que pode detectar a mínima mudança na densidade de meus ossos. Diz que todo o processo leva apenas alguns minutos e que o *scanner* utiliza um vinteavos da

63

radiação de um raio-X de tórax. Estou certa de que deve ser uma ótima notícia para os pacientes que fazem regime e contas em *roentgens*. Finalmente, um raio-X *light*. Entro num cubículo apertado, visto um avental verde folgado e junto-me a um grupo de homenzinhos de sapato-e-meia e avental que estão se dirigindo à sala de raio-X.

Essa sala é muito parecida com meu avental. É grande, verde e cavernosa. O aparelho de raios-X sai do chão, pende do teto e estende-se pelas paredes. Não há janelas. Não precisa. Ali, as pessoas olham para dentro, não para fora. A sala estala energia. Um pouco dessa energia é nuclear e a maior parte é gerada pelos radiologistas que ficam andando em volta do aparelho, mudando os pacientes de posição, tirando chapas e fazendo piadas com seus auxiliares, enquanto a máquina movimenta-se para a frente, para cima e para baixo, para dentro e para fora. São todos profissionais. Decididamente, não se trata da segurança de aeroportos. Mas de medicina nuclear.

O meu radiologista tem um estilo próprio de trabalho. Age menos como um operador de raios-X e mais como um fotógrafo de moda. Para ele, não é radiografia, é uma sessão de fotos. Entro nessa fantasia. Sou Cindy Crawford e ele é Scavullo. Scavullo posiciona-me na mesa e começa a dar ordens, pedir e ajeitar-me, brincar e rir. "Mais para cima. Mais alto. Mais baixo. Prenda a respiração. Não se mexa. Relaxe. Ótimo." De repente estou de costas e com as pernas erguidas como um cachorro, prestes a ter meu estômago atingido por 95% menos de radiação que uma radiografia de tórax. Ele pressiona um botão e uma máquina imensa em cima de mim começa a passar lentamente, como um avião inimigo fazendo um reconhecimento da minha infra-estrutura.

Scavullo me leva depois a uma máquina menor, onde tira alguns *closes* de meu punho. Durante todo o tempo ele ri e sorri. Percebo que adora o que faz. Aposto que suas radiografias são capa das revistas de medicina nuclear. A sessão termina e lhe pergunto quando terei os resultados. Ele diz que estarão prontos em duas semanas. Scavullo teria suas fotos reveladas no dia seguinte. Mas as minhas são radiografias, não fotografias, e meu caso é a osteoporose. Não sou Cindy Crawford e ele não é Scavullo — a realidade é uma droga.

Quando se vive num mundo instantâneo, duas semanas de espera é muito tempo. Estou acostumada ao café, ao cereal, até ao crédito instantâneo. Há pipocas de microondas, tintas de secagem rápida, fax e polaróides, e entregas em 24 horas em qualquer lugar do mundo. Recebe-se até uma pizza fumegando na porta de casa em trinta minutos ou menos, com satisfação garantida ou seu dinheiro de volta. Mas preciso esperar duas semanas para saber se meus ossos estão se transformando em queijo ralado. É muito tempo, mas posso agüentar. Além disso, sei que não há nada com que me preocupar.

Minha mãe telefona e menciono o teste de densitometria óssea. Para minha surpresa, ela sabe tudo a esse respeito. "Não é nada demais. Não leva mais que alguns minutos." Eu pergunto como ela se saiu. "Não passei. Tenho osteoporose." Pergunto por que ela não me contou. "Contar o quê? Na minha idade já se deve esperar por essas coisas. Os ossos não são *Tupperware*, eles se desgastam depois dos 70 anos." Não é incomum ela não ter me dito nada. Somos uma grande família de "pessoas discretas" cuja filosofia é: se você ignorar, desaparecerá. Pergunto se ela sabia que tinha osteoporose. "Claro que não. Não há sintomas. Não se sabe que se tem até tê-la. Percebeu?" Eu percebo. "Sua tia Martha, que descanse em paz, nunca fez exames, vivia tomando leite e dizia que isso era 'dinheiro no banco'. Era uma mulher forte e saudável como você, estava sempre muito bem, até quebrar a bacia, diminuir de tamanho e descobrir que tinha osteoporose. Aí já não se sentia tão bem." Deixamos tia Martha de lado e voltamos à minha mãe. "Queriam que eu tomasse estrogênio e disseram-me para parar de fumar e de tomar café e me exercitar." Pergunto o que ela fez. "Comprei um vídeo da Jane Fonda." Estou para lhe dizer que pare de fumar, mas ela diz: "E não me diga para parar de fumar, eu não posso". Não digo. "E eu preciso tomar meu café; ele regula meu intestino."

Há aí um duplo padrão. Essa é a mulher que, por motivos de saúde, insistia em que eu jamais me sentasse num banheiro público, nunca bebesse no copo de alguém — mesmo que fosse um amigo —, jamais aceitasse comida de estranhos e me aplicava injeção antitetânica após o contato com qualquer coisa enferrujada. Não espero que ela se lembre disso, mas pergunto se considerou a hipótese de tomar estrogênio. "Eu nunca tomaria isso, não com meu tumor fibróide. Além disso, o estrogênio faz você sangrar. Já tive uns quinhentos ciclos menstruais na vida. Não quero mais nenhum. Chega! Quando se tem 70 anos de idade, ninguém quer sair para comprar absorventes, ir ao médico a cada cinco minutos, fazer biópsias, exames de Papanicolau e consultas." Digo a ela que vontade férrea e ossos frágeis não são boa combinação. "Se você continuar assim, vai tornar-se a Corcunda de Queens Boulevard." Noto que ela está ficando incomodada e não quer mais falar no assunto. Passamos a falar sobre retenção de líquido, tema sobre o qual ambas nos sentimos à vontade. Acrescento, então, os ossos e a osteoporose à longa lista de assuntos que não devo conversar com minha mãe.

Desligo e fico pensando que talvez eu possa ter osteoporose. Minha mãe tem, tia Martha teve, eu sou pós-menopáusica, tomo café e refrigerantes e nunca me esforcei para tomar leite e obter cálcio. Se eu não pertencesse ao grupo de risco, certamente a dra. Brown não insistiria em que eu fizesse o exame de densitometria óssea nem que começasse a tomar cálcio imediatamente. Ela não sugeriu, ela me intimou. Meus ossos não estão me dizendo nada. O resto do mundo está. Olho no espelho. Ali estou eu. Esperava ver Matusalém. Infelizmente, o que vejo, penso e sinto não é importante. Instinto não funciona para a osteoporose. Não há como saber algo até ter os resultados do exame de densitometria óssea. Afogo minhas mágoas num copo de leite e vou para a cama.

Fico acordada pensando em tia Martha e seu "dinheiro no banco", depositado pontualmente na sua poupança de cálcio, achando que estava construindo ossos fortes e eternamente duráveis. Mal sabia ela que a osteoporose, como um ladrão qualquer, estava roubando de seus ossos as economias de cálcio e outros minerais feitas durante a vida inteira. Quando o banco faliu, não sobrou nada, a não ser um esqueleto esfarelado e um monte de ossos imprestáveis. "Osteoporose." Mencionar esse nome me dá arrepios.

No dia seguinte, fico ainda mais apreensiva com o encolhimento do meu esqueleto; passo da neurose branda para a osteopsicose total. Isso foi desencadeado quando me perguntei: "Bem, digamos que eu tenha osteoporose. Qual a pior coisa que pode acontecer?" E a resposta foi: "Quebrar a bacia, desenvolver uma corcunda, parecer grávida de seis meses, ficar presa à cama com dores constantes, transformar-me numa ameba e desaparecer da face da terra".

O recente medo de diminuir de tamanho desencadeia uma importante mudança em meus hábitos alimentares. A lista de cálcio que a dra. Brown me deu assumiu uma nova importância. Passa a ser minha bíblia dietética. Estudo-a cuidadosamente. Descubro que os produtos derivados do leite têm mais miligramas de cálcio que os outros alimentos. Posso satisfazer minhas necessidades diárias de 1.500 mg de cálcio tomando cinco copos de leite. É muito leite, mas é uma gota de água no oceano quando se compara com outras fontes de cálcio. Se você tiver dificuldade de tomar leite ou é alérgica aos seus derivados, não será fácil obter os 1.500 mg de cálcio naturalmente. Verduras, nozes e castanhas — couve, brócolis, nabo, rúcula, amêndoa — são outras fontes. Mas o milho, os brotos de feijão e as castanhas-de-caju não são. Seriam necessárias trezentas espigas de milho cozidas no vapor, ou dezessete quilos de brotos de feijão ou 5 Kg e 700 g de castanhas-de-caju para atender às necessidades diárias de 1.500 mg de cálcio.

Salmão enlatado, sardinhas e cavalinhas são excelentes fontes de cálcio. Mas nem todos os peixes se desenvolvem da mesma maneira, e uma lata de atum contém apenas 6 mg de cálcio. Isso significa comer 250 latas de 85 g de atum diariamente para completar os 1.500 mg de cálcio. É como tentar recolher o equivalente a todas as moedas coletadas num dia em um parquímetro. Se o atum for sua única fonte de cálcio, você terá sérias dificuldades. E terá ainda mais dificuldades se for viciada em guloseimas. Para obter 1.500 mg de cálcio, terá que comer 132 sonhos com cobertura, 582 cachorros quentes, 2.688 batatas fritas diariamente. Se engolir tudo com 38 garrafas de cerveja, obterá outras 1.500 mg de cálcio.

As duas semanas demoram mais ou menos seis meses para passar. Nesse tempo, como brócolis no café da manhã, sardinhas no almoço, leite direto da garrafa e complementos de citrato de cálcio. Tomo vitamina E para minhas ondas de calor e uso Replens para a vagina seca. Até agora, a vitamina E obteve nota mínima para a prevenção das ondas de calor. Elas empurram a vitamina E de lado e insistem em voltar. O Replens é outra história. Quando uso, minha vagina seca fica coberta com uma substância extensa e pegajosa, parecida com a guarnição de um canapé. Eu não sei o que é isso, mas seja o que for, aposto que contém mais cálcio do que uma lata de atum. O sexo com o Replens é realmente menos dolorido, mas me sinto como se fosse um *hors d'oeuvre*. Compra-se uma dúzia de Replens por 18 dólares — ou seja, 1,50 dólares por serviço. Muito caro para um canapé, mas um preço justo pelo sexo sem dor.

No dia de pegar os exames acordo às seis horas da manhã. A consulta está marcada para o meio-dia. Para garantir estar lá a tempo, saio de casa às 9 horas e 30 min. Fico presa no trânsito mais de uma hora e ainda estou quarenta minutos adiantada. Espero numa sala com paredes verdes, ao lado de pacientes de ambulatório com expressões pintadas de branco. Sentada ao lado dessas pessoas que cuidavam de seus ossos quebrados, sinto-me fora de lugar e fora de mim. Só consigo pensar no resultado da densitometria óssea. Será que encontrariam gaze em lugar de ossos? Será que eu acabaria inclinada como a Torre de Pisa? Fico me debatendo num frenesi silencioso e passo os quarenta minutos pensando no que eu tenha feito e no que poderia e deveria ter feito.

Quando Elizabeth Treadwell, diretora do departamento de osteoporose, vem me buscar na sala de espera, estou totalmente descontrolada. Não tenho sequer a cortesia de cumprimentá-la. As primeiras palavras que saem de minha boca são: "Tenho osteoporose?" Ela sorri afetuosamente e conduz-me ao consultório. É uma sala pequena com uma atmosfera intensa, mas ela está relaxada, é amá-

67

vel e encantadora. No consultório, pergunto novamente. Ela não permite que minha neurose atrapalhe sua agenda. Calmamente, pega meu envelope, abre um sorriso largo e com grande prazer diz que os resultados do exame são excelentes. Estou 3% acima do normal para meu grupo etário. Ouço a notícia e me sinto não só aliviada mas entusiasmada. É como se acabasse de ganhar na loteria. Não precisaria tomar estrogênio. Podia lidar naturalmente com minha menopausa. Podia relaxar. Aleluia! Sinto-me com três metros de altura.

Para compreender melhor o resultado, pergunto qual seria um escore ruim. Com 20% abaixo do normal para o grupo etário. Com 50% abaixo do normal para o grupo etário atinge-se o "limiar da fratura". Neste caso, o osso está tão fraco que basta uma simples queda para quebrá-lo. Abaixo desse nível, ingressa-se na Casa da Dor. Nesse estágio, um simples espirro pode resultar numa costela quebrada e erguer um lenço de papel pode significar um punho quebrado. Convencida de que estou muito longe de minha primeira fratura e ainda mais da osteoporose, continuamos a consulta.

Começamos revendo o meu perfil de risco. O fato de ser mulher, branca, descendente de europeus do norte, de já ter fumado, ter ossos pequenos, um histórico familiar de osteoporose, ter feito muito exercício, ter sido vegetariana, tomado refrigerantes e café, não ser gorda e atualmente ser pós-menopáusica aumentam as minhas chances de ter osteoporose. O quê? Duvido que até Sherlock Holmes pudesse descobrir a ligação entre qualquer uma dessas coisas e ossos frágeis.

Elizabeth Treadwell, com a lógica precisa e o sotaque britânico de um inspetor da Scotland Yard, explica que a osteoporose, como um assassino sequencial enlouquecido, não ataca a esmo. "Existem determinados fatores genéticos, clínicos e de estilo de vida que tornam algumas pessoas mais suscetíveis que outras. Só o fato de ser mulher já aumenta o risco da osteoporose. A maior parte dos 25 milhões de casos avançados de osteoporose são em mulheres. A doença atinge uma entre quatro mulheres nos Estados Unidos. Para nós, a perda de massa óssea começa mais cedo e continua com uma rapidez seis vezes maior que nos homens. Nossa estrutura menor pode ser a causa. Quando o corpo necessita de cálcio e exige que os ossos abram mão dele, os ossos dos homens têm mais para dar." Provavelmente, essa é a única área em que o homem tem mais capacidade de dar que a mulher, e nós pagamos por isso com nossos ossos. A osteoporose não é um destruidor sem preconceitos.

É duro ser mulher, principalmente se você for caucasiana ou oriental. As mulheres cujos ancestrais vieram do Norte da Europa, da China e do Japão correm maior risco que as negras. "A mulher negra tem mais massa muscular e um esqueleto maior, e parece perder ossos num ritmo mais lento que a caucasiana", diz Elizabeth. Outra pista para saber quando se corre ou não esse risco é genética. Se houver casos de osteoporose na família, há boa chance de ela se insinuar em seus ossos. O fato de minha mãe e minha tia, ambas descendentes de norte-europeus, já terem recebido a visita desse implacável misógino silencioso, não me traz nenhum consolo.

Nem todos os riscos são hereditários. Alguns são adquiridos. Quando conto para Elizabeth que fico sentada o dia inteiro escrevendo, ela me lembra que isso aumenta o tamanho das nádegas, mas não fortalece os ossos. Exercícios de sustentação de peso fortalecem os ossos. Sentar é uma forma de sustentar o peso mas, definitivamente, não é exercício. "As pessoas que estão presas na cama e os astronautas, que não sofrem a ação da gravidade no espaço, rapidamente perdem massa óssea, independente da quantidade de cálcio que consomem." Se você tem vida sedentária, está correndo perigo. Ela enfatiza que "exercícios, como caminhadas vigorosas e tênis, e até levantamento de pesos, são essenciais para manter os ossos fortes." O fato de eu ter praticado ginástica aeróbica, *cooper* e levantamento de pesos quase todos os dias diminuiu o meu risco.

Infelizmente, o excesso de exercícios pode ser tão ruim quanto a falta deles. Pode causar amenorréia, que é a ausência do ciclo menstrual normal por um período de tempo prolongado. Quando se tem amenorréia, as quantidades de estrogênio e progesterona são drasticamente reduzidas, levando à perda de massa óssea. Isso me aconteceu quando eu tinha 30 anos: durante a minha fase de "você nunca é rica demais nem magra demais", quando, por causa do excesso de trabalho e dos exercícios intensos e freqüentes, houve uma fase sem períodos menstruais. Parei imediatamente com tudo. Segundo Elizabeth Treadwell, se eu não tivesse diminuído os exercícios e minha menstruação não tivesse voltado, agora eu estaria com a massa esquelética de um invertebrado.

À medida que fomos traçando meu perfil, vi para onde estávamos indo e não estava gostando. Até então, tudo o que fizera e deixara de fazer na vida me punha em risco. Depois de conhecer os resultados da densitometria óssea, senti-me com três metros de altura e muito confiante. Mas a cada nova informação, vou perdendo a confiança, diminuindo de tamanho e vendo o perigo que corro.

Fumei durante doze anos. Fumar aumenta o risco de adquirir osteoporose. A densidade óssea das mulheres que fumam é menor que a das que não fumam, e a menopausa em fumantes pode ocorrer um ou dois anos antes. O fato de tomar quatro xícaras de café e dois refrigerantes *diet* diariamente também não ajudam muito. Elizabeth diz: "Só perdemos cerca de 11 mg de cálcio por bebida cafeinada. Se você tomar duas ou três xícaras por dia, não há problema. Isso pode ser recuperado com alguns goles de leite." Mas, advertiu ela, se eu tomasse dez ou vinte xícaras por dia, estaria abrindo caminho para a osteoporose. "Se você quiser manter o cálcio em seus ossos, reduza a ingestão de alimentos ricos em fósforo e pobres em cálcio." Em outras palavras, se você vive de café, cigarros, álcool, refrigerantes *diet*, carne e bolos, seguidos de um antiácido contendo alumínio, pode dar adeus aos seus ossos.

Quanto mais nos aprofundamos em meu perfil de risco, menor eu me sinto. Cada novo fator de risco me faz lembrar de alguma coisa que prefiro esquecer. Quando Elizabeth Treadwell diz que suspeitava-se que os vegetarianos radicais, que não comem os derivados do leite, têm muita dificuldade para adquirir cálcio e as proteínas adequadas, digo casualmente que fui vegetariana durante uns sete anos. Ela pergunta o que eu comia nessa fase em que eu estava "ligada à saúde", e eu digo que comia verduras e cereais. Com certeza, todas essas verduras e cereais deviam estar carregados de cálcio. Estavam. O único problema é que muitas das minhas preferidas, como dente-de-leão, aspargo, beterraba, acelga, salsa, ruibarbo e espinafre não só contêm cálcio mas também ácido oxálico, que bloqueia a absorção de cálcio no corpo. "E os cereais?", pergunto, desesperada. Ela balança a cabeça e revela que o ácido fítico, que é encontrado em muitos alimentos ricos em fibras como os cereais, pode interferir na absorção do cálcio.

Enquanto desvendamos o mistério da osteoporose, começo a perceber que não é nenhum mistério. Não se trata de saber "quem é o criminoso". Sabemos quem era. A questão é saber quem tem a culpa e o que fazer com ele. Até aí eu estava no topo da lista da osteoporose, e nervosa, muito nervosa. Tranqüiliza-me ver Elizabeth Treadwell calma. Se ela não está nervosa, por que eu deveria estar? O pior já tinha passado. Mas não passara.

Mais perigoso que minha pele clara, meus ancestrais do Norte da Europa, minha história familiar, meus ossos pequenos, meus hábitos de trabalho sedentários, meus refrigerantes, o café, a comida vegetariana e a amenorréia, era ser pós-menopáusica. A menopausa cobra o tributo mais alto do sistema ósseo. O estrogênio ajuda a manter a massa óssea e a força. Quando a menopausa corta esse fornecimento, perde-se maior quantidade de massa óssea e menor quantidade é produzida; os ossos ficam mais finos e mais vulneráveis a fraturas. As mulheres que entram na menopausa antes dos 45 anos sem a proteção da terapia de reposição hormonal, correm risco ainda maior.

Fico arrasada com essa última informação aterrorizante. Estou a caminho de ganhar na Loteria dos Ossos Quebradiços — toda uma vida de fraturas, dores e prolongadas permanências no hospital. Será que existe algum risco que eu não corra? Será que sou a vítima ideal? Serei a próxima? Não posso mais me controlar. "Eu corro um risco muito grande?", pergunto.

Ela diz que não há sinal de perda óssea e que eu corro risco moderado. Poderia ser muito maior se eu fosse uma astronauta norueguesa, ruiva, de olhos azuis, sardenta, que bebesse e fumasse muito, comesse carne, tivesse problemas de tiróide, escoliose e tomasse cortisona e antiácidos contendo alumínio. Uma menopáusica com todas as características acima estaria correndo um risco muito maior. Um fato improvável. Elizabeth diz, então, que independente da quantidade de fatores de riscos que se tenha, ainda há uma chance de não ter osteoporose: a conclusão definitiva é a densitometria óssea, e a minha foi negativa. E então, inesperadamente, quando já estou me sentindo segura e pronta para ir para casa, ela sugere que eu tome estrogênio.

"Estrogênio? Você acaba de me dizer que fui muito bem na densitometria óssea e que corro um risco apenas moderado! Por que estrogênio?" Ela explica: "Queremos que você continue assim. O estrogênio é vital para a absorção de cálcio e essencial para a manutenção da massa óssea. Uma entre quatro mulheres rapidamente perde massa óssea durante os primeiros sete a dez anos após a menopausa, e o estrogênio desempenha um importante papel na prevenção da perda óssea pós-menopáusica". Começar a TRH na menopausa e continuar por uns cinco a dez anos diminui os riscos de fraturas osteoporóticas em 50 a 60%, talvez mais." Quando conto a ela sobre o acordo que fiz com a dra. Brown e a minha relutância em tomar hormônios para a menopausa, ela compreende, mas enfatiza: "Não estou sugerindo que você tome hormônios por causa dos sintomas de menopausa, mas como prevenção à osteoporose. A menopausa não é doença, mas a osteoporose é. E uma doença que aleja. Se você não tomar estrogênio, vai estar mais vulnerável e pode perder mais ossos. É isso aí".

Fico totalmente convencida de que o que ela diz é irrefutável, mas não estou preparada para essa última e desagradável surpresa. Dez minutos antes, achei que tinha ganho na loteria; agora ela sugere que eu devolva o prêmio. "A senhora tomaria estrogênio?", perguntei desafiadoramente. "Eu tomo", respondeu ela. Não disse que tomaria. Disse que tomava. Eu estava diante de uma mulher sob os efeitos da TRH e que, decididamente, estava apreciando. Eu podia ver como ela estava muito bem. Era uma mulher vital, vigorosa, tinha o rosto corado, era extremamente perspicaz, alerta e paciente. Sem dúvida devia ter tido uma boa noite de sono numa cama seca. Éramos contemporâneas, a não ser pelo fato de ela já ter resolvido o problema e eu ainda estar procurando a solução. "A senhora gosta da TRH?", perguntei. Não precisava ser sensitiva para saber a resposta. Ela não gostava. Ela adorava. "Além dos óbvios fatores benéficos à saúde, as mulheres que tomam estrogênio têm uma qualidade de vida melhor. Supõe-se que ele eleve os nossos níveis de endorfina, o que naturalmente diminui o nível de dor. Os exercícios também aumentam as endorfinas. Quando os níveis de endorfinas estão elevados, tem-se mais vigor, mais entusiasmo e melhor bem-estar." Eu estava diante de uma adepta da TRH e dava para perceber por que.

Elizabeth Treadwell não é uma fanática viciada em hormônios. É uma mulher inteligente, sensível e responsável, para quem a palavra "menopausa" não é um conceito abstrato como céu e inferno. Ela já passara por isso. Já sentira os rubores da onda de calor e a investida dos suores noturnos. Sabia, por experiência própria, como é a vida antes e depois da TRH, e está me dizendo que fica melhor. Já passara por tudo isso e vê-se claramente que está procurando me ajudar. Deve-se ouvir com atenção pessoas que praticam o que pregam.

"Devo começar imediatamente a TRH?" Ela acha que quanto antes melhor. "O estrogênio previne a rápida perda óssea que ocorre entre sete e dez anos após a menopausa. Mas vai lhe fazer bem de qualquer maneira." "Depois vou poder parar?" "Se a ingestão de estrogênio for interrompida depois desses anos, haverá alguma perda óssea, mas você ainda estará ganhando o jogo, pois ela seguirá num ritmo mais lento. O estrogênio não repõe ossos." Eu entendi muito bem, mas ainda não quero começar algo que não possa parar. Ela é muito compreensiva e continuamos. Conta que estava sendo testada uma nova "intervenção otimista" para prevenir a osteoporose em mulheres menopáusicas que não tomam estrogênio. Trata-se de um colete elétrico movido a bateria, que estimula a formação de ossos. Já é usado com sucesso em casos de fraturas complicadas e recuperação lenta. Acredita-se que possa ajudar na prevenção da osteoporose se usado para estimular os ossos da coluna de mulheres menopáusicas (a coluna vertebral é o local onde sofremos mais perda óssea após a menopausa). Ela me pergunta se gostaria de participar dos testes. Quando ouço isso, imediatamente me vem a imagem de ratinhos de laboratório correndo para lá e para cá com coletinhos elétricos. Mas não foi por isso que recusei o convite.

Como o colete funciona a bateria, apesar de seguro, prefiro não arriscar. Eletricidade e água são uma combinação letal e, com a freqüência e intensidade dos meus suores noturnos, temo que provoque um curto-circuito no equipamento e eu morra eletrocutada. Além disso, divido a cama com meu marido, que já teve noites molhadas em número suficiente para aumentar seu nível de ansiedade. Nesse momento, duvido que ele aprecie a novidade, mesmo sendo a voltagem extremamente baixa.

Uma vez que eu não iria fazer a TRH nem tentar o colete, o objetivo seguinte foi encontrar uma maneira de obter cálcio para manter meus ossos fortes e saudáveis. Noventa por cento do cálcio de nosso corpo é armazenado nos dentes e nos ossos. O 1% restante está no sangue e nos tecidos moles, e é absolutamente essencial para a vida e a saúde. Sem esses níveis normais de cálcio no sangue, os músculos, inclusive o do coração, não se contraem corretamente. O sangue não coagula e os nervos não transmitem mensagens. O corpo não produz cálcio, portanto, quando os níveis de cálcio no sangue diminuem, ele é imediatamente tirado do pote de biscoitos que são os ossos. A não ser que eles estejam bem supridos de cálcio, ficarão fracos e quebradiços.

Para impedir a perda de cálcio dos ossos, é essencial que nossa dieta alimentar forneça as quantidades mínimas. A exigência diária de cálcio varia de 800 mg, para homens e mulheres adultos, até 1.500 mg, para adultos entre 25 e 35 anos e mulheres pós-menopáusicas como eu. Elizabeth recomendaria 1.000 mg se eu estivesse fazendo a TRH. Alimentos ricos em cálcio, como os derivados do leite, peixe, mariscos e verduras podem não ser suficientes. O cálcio é de difícil fixação. Nem todo cálcio que ingerimos é absorvido pelo corpo. Talvez precisemos consumir quantidades maiores para obter o mínimo necessário para a saúde de nossos ossos. Na melhor das hipóteses, apenas 20 a 40% do cálcio que ingerimos é absorvido. Algumas vezes é necessário complementar a dose diária exigida. O carbonato de cálcio e o citrato de cálcio são as fórmulas mais freqüentemente recomendadas. Ao escolher um complemento vitamínico, a chave está na quantidade de cálcio elementar. O cálcio elementar é realmente ingerido pelo corpo. O carbonato de cálcio proporciona 240 mg de cálcio elementar. Quanto mais elevada a concentração, menor a quantidade de comprimidos que precisamos ingerir. Mas, independente da quantidade de comprimidos, só se pode absorver 600 mg de cálcio de uma só vez. E não se deve tomar mais que 2.000 mg por dia. A absorção é melhor em ambiente ácido, portanto, os complementos devem ser ingeridos imediatamente antes das refeições, quando o ácido clorídrico no estômago está num nível ótimo. As pessoas com mais de 70 anos não produzem tanto ácido clorídrico, por isso, nesses casos, a absorção é melhor após as refeições. Mas o mais importante não é quando se toma, mas *o que* se toma.

Infelizmente, não existe nenhuma regulamentação da FDA para controlar a fabricação de vitaminas e minerais. Algumas marcas de carbonato de cálcio não diluem com rapidez suficiente no estômago para garantir a absorção. Elizabeth me deu uma dica para ajudar a diferenciar os vencedores dos perdedores, os bons dos maus. Se depois de ficar meia hora mergulhado em vinagre branco, um comprimido de carbonato de cálcio não dissolver, transformando-se em um pó fino, provavelmente não desintegrará com suficiente rapidez no estômago para assegurar sua absorção (a acidez do vinagre é semelhante à do ácido clorídrico no estômago).

O carbonato de cálcio também apresenta alguns efeitos colaterais pouco atraentes.

Pode provocar constipação e flatulência. Se você trabalha em local fechado ao lado de muitas pessoas e deseja manter o ambiente de trabalho amigável e cordial, eu não o recomendaria. Felizmente, o citrato de cálcio é uma alternativa excelente. É muito bem absorvido, independentemente do nível de acidez, e não provoca flatulência ou gases. Por conter uma quantidade menor de cálcio concentrado ou elementar (24%), é necessário ingerir mais comprimidos. Considero um preço baixo por ar fresco e dignidade. Pode-se tomar complementos de cálcio o dia inteiro, mas isso não fará nenhum bem, a menos que seja absorvido pelo corpo. Sem a vitamina D, o corpo não absorve cálcio. A maioria das pessoas consegue vitamina D através do sol e do leite, mas se você permanece em lugares fechados a maior parte do tempo, usa protetor solar ao ar livre e toma menos que um copo de leite por dia, é uma boa idéia tomar um complemento vitamínico. Isso lhe proporcionará 400 U.I. de vitamina D, que é a dose diária recomendada.

Exercícios regulares também ajudam a absorver cálcio. Elizabeth disse: "Atividades como caminhadas vigorosas, tarefas rotineiras pesadas, subir e descer alguns lances de escada, dançar ou jogar tênis são todos recomendados. A experiência clínica nos faz crer que três horas semanais desses exercícios podem retardar o ritmo da perda óssea; e dançar seis horas por semana pode realmente aumentar a massa óssea, mesmo em pessoas mais velhas".

Elizabeth encerra a consulta dizendo que é importante que os jovens entre os 20 e 30 anos "façam de tudo para alcançar uma massa óssea excelente". O problema é que o processo que acaba em perda óssea e osteoporose começa muito antes da menopausa e da primeira densitometria óssea. As mulheres que se alimentam corretamente, obtêm muito cálcio e exercitam-se desde cedo formam ossos mais capazes de resistir à osteoporose. Saber que a melhor época para fazer algo contra a osteoporose foi há vinte anos, não faz com que eu me sinta melhor, mesmo considerando que não se dispunha, naquela época, dessas informações.

Aos 20 ou 30 anos, jamais ouvi uma palavra sequer sobre essa silenciosa assassina de mulheres. Nem mesmo sabia que existia algo como a osteoporose. Quando via uma senhora de idade com uma corcunda, simplesmente presumia que, com a idade, diminuímos de tamanho. O que eu sabia sobre osteoporose? Eu não lia *Modern Maturity* ou o *New England Journal of Medicine*. Eu lia *Glamour* e *Cosmopolitan*.

As páginas da *Glamour* e da *Cosmo* falavam de mulheres solteiras e orgasmos múltiplos. Diziam o que fazer quando um relacionamento não ia bem ou acabava, como usar limão e abacate para eliminar o odor vaginal. Traziam poemas de Rod McKuen, ilustrações de Peter Max e vendiam as promessas de Mark Eden para desenvolver os seios. Aprendíamos a fazer um fabuloso *fondue*, usar minissaia e ficar parecida com a Twiggy. Elas ajudavam a conseguir um homem aprendendo a fazer macramê, pato frio, guacamole e bolinho de aveia. Mas nunca disseram uma palavra sobre cálcio, exercícios e ossos.

Quando eu tinha 20 anos, a moda era ser magra. Éramos encorajadas a trocar os derivados do leite, ricos em gorduras e cálcio, por refrigerantes *diet*, repletos de fósforo, os ladrões do cálcio. Ninguém nos avisou do perigo. Não havia a advertência do Ministério da Saúde nas etiquetas dos vestidos tamanho 38 informando que esse manequim aumentava o risco de adquirir osteoporose. As revistas faziam com que nos preocupássemos com a nossa aparência dentro de um maiô, quando deveríamos nos preocupar com nossa aparência apoiadas num andador. O crime foi não termos tido nenhuma informação.

Esse foi um dia que começou com o que eu poderia ou deveria ter feito e terminou da mesma maneira. Se eu tivesse ouvido falar em osteoporose e cálcio quando era mais jovem, poderia ter cuidado melhor dos meus ossos e sabido que não basta ser aprovada no exame de densitometria óssea para que os problemas acabem. Esse exame não foi o fim dos meus problemas, mas o início deles. Desta vez eu estava três por cento acima do normal, mas, e na próxima? Há uma importante mudança hormonal em andamento e eu estou ficando sem estrogênio. O estrogênio não é uma coisa que vem fácil e se vai com a mesma facilidade. Quando vai, é difícil voltar. Meu corpo sente falta dele e meus ossos precisam dele.

Tenho procurado tornar a menopausa uma experiência natural, normal e positiva, mas tenho certeza absoluta de que não há nada natural nem normal em ossos porosos e num esqueleto encolhendo.

Quando se está pós-menopáusica, a dieta e os exercícios não substituem o estrogênio na prevenção da perda óssea. Uma vida regular e uma dieta saudável não são páreo para uma assassina diabólica como a osteoporose. Se a dieta e os exercícios encontrassem a osteoporose num beco escuro, tenha certeza de que entregariam a ela todos os seus ossos e implorariam por suas vidas. A única chance de lutar contra ela é com o estrogênio. Com dieta e exercícios meu esqueleto tem futuro incerto. Mas se meus ossos forem melhorados com estrogênio, *sayonara*, osteoporose. Nesse caso, um grama de estrôgenio corresponde a um quilo de prevenção.

Tanto Elizabeth Treadwell quanto a dra. Brown, duas profissionais que respeito, têm muita fé no poder do estrogênio. Segundo elas, a TRH me tiraria do inferno hormonal da menopausa e da osteoporose e me transferiria para o alegre reino do céu hormonal. Só o que teria a fazer era engolir alguns desses divinos comprimidos de estrogênio e as minhas ondas de calor desapareceriam, meus suores noturnos secariam, minha vagina ficaria novamente úmida, meus ossos não se transformariam em pó e o meu coração não explodiria. Sei que estou sendo muito dramática, que confiro proporções bíblicas ao problema e estou dando muita importância ao assunto. Mas não se trata de uma experiência religiosa. Trata-se de uma decisão simples que eu transformei na Última Tentação de Gayle. Mas ainda não estou preparada para aderir à Primeira Igreja do Estrogênio. Por enquanto, acho que ainda sou uma herege hormonal.*

---

* Mais informações sobre osteoporose na seção de notas, no final do livro. (N.do E.)

6
Está quente aqui ou sou eu?

    Eu não era somente uma herege hormonal, mas uma eremita hormonal. Supus que a menopausa fosse uma experiência natural e normal, entretanto, ela estava me transformando em uma introvertida social. Eu não tinha mais vida social, temendo a desconfortável e embaraçosa onda de calor. As poucas vezes que saía para jantar, preferia restaurantes com um bom ar-condicionado. Passei a escolher o restaurante não pelas críticas favoráveis, mas por suas BTUs (Unidade Térmica Britânica). Passava grande parte do tempo em casa cuidando de minhas ondas de calor e esperando que elas passassem. Seria eu a única mulher na América do Norte que era mantida como refém de seus hormônios? Para uma mulher que está na menopausa, o mundo inteiro é menopáusico. Eu não podia olhar outra mulher sem imaginar que estivesse experimentando o mesmo que eu. Cheguei a inventar um jogo, tentando adivinhar pelo jeito de andar, pela idade e a postura se ela sentia ondas de calor, secura vaginal ou tinha osteoporose. Esse jogo se chamava "Como é sua menopausa?".
    Estou assistindo à MTV. A sensual Tina Turner canta uma música e o suor escorre por seu corpo superaquecido. Será a música ou uma onda de calor? Talvez as duas coisas. Será que a dra. Ruth é baixinha ou tem osteoporose? Não sei. Vou a um restaurante informal e uma mulher baixinha, de uns 50 anos de idade, com um casaco longo de *vison*, discute acaloradamente com o marido. Onda de

calor? Osteoporose? Secura vaginal? Ostentação? Provavelmente todas as quatro.

Quanto mais fazia esse jogo, mais eu percebia que não era a única mulher a ter ondas de calor, vagina seca e um colchão molhado. Existiam outras mulheres no mundo que passavam pelo mesmo que eu, e elas estavam agindo. Não se deixavam intimidar por seus hormônios e nem que eles afetassem sua qualidade de vida. Se Tina podia cantar e Ruth aconselhar, certamente Gayle também poderia ir a uma festa. Assim, quando minha menopausa, meu marido e eu fomos convidados para um jantar elegante, insisti em que fôssemos todos. A vida continua, mesmo com ondas de calor.

Eu tinha plena consciência das possíveis conseqüências, mas estava bem preparada. Eu me daria todas as chances de atravessar a noite sem sucumbir a uma temível onda de calor. Não permitiria que meus hormônios me aterrorizassem. A preparação foi tão meticulosa e o planejamento tão preciso quanto em meu primeiro casamento. Não haveria erros. Nada seria esquecido. Era um jantar formal, portanto, eu não poderia usar moletom. Teria que usar vestido. Escolho um vestido de noite preto, leve e folgado. Por cima, estarei no estilo de Donna Karan, mas por baixo estarei usando mais roupas que uma mendiga. Usarei o mínimo de maquilagem e à prova d'água; o penteado será bem simples, com o cabelo afastado do rosto; os sapatos serão confortáveis. Levarei na bolsa o secador de cabelos, papel absorvente e uma calcinha extra de algodão.

Na festa, recusarei tudo o que possa desencadear uma onda de calor. Ficarei longe dos fumantes, evitarei comidas picantes, coquetéis, vinho, bebidas fortes, refrigerantes, bolos e tudo o que tiver açúcar. Comerei devagar e perto de uma janela aberta, se houver alguma. É fevereiro em Nova York e, felizmente, a baixa temperatura é um fator favorável. Tomarei todos os cuidados. O resto ficará por conta do acaso — que aconteça o que tiver que acontecer.

O que tinha que acontecer começa cinco minutos depois de chegarmos à festa. O apartamento é espaçoso e elegante, mas a sala onde estamos reunidos é pequena, abafada e está cheia de gente. Não levei comigo nenhuma oração. Quando sou apresentada ao anfitrião, a primeira onda ataca. Começo a arder, enquanto minha coluna, como um imenso aquecedor, começa a ferver minha água e transformá-la em vapor. Começo a ficar afogueada quando a água quente e salgada começa a espirrar da chaleira e entrar na minha pele. Tento permanecer fria, tranqüila e despreocupada enquanto a água atravessa as roupas de baixo e começa a escorrer sob os braços, pelas costas e pela testa.

Meu genial anfitrião, inconsciente da queda das minhas barreiras de algodão, pergunta: "Você gostaria de um coquetel? Um copo de vinho? O que gostaria de beber?" Eu gostaria de tirar toda a roupa, abrir todas as janelas e mergulhar num barril de gelo. É isso o que eu gostaria de fazer, mas aceito "um pouco de água gelada, obrigada". Enquanto minha bebida é providenciada, vou ao banheiro. Abro completamente a janela, ponho a cabeça para fora e aspiro o ar gelado, ártico, de fevereiro. Meus olhos começam a lacrimejar, o nariz a escorrer, sinto frio e calor ao mesmo tempo, como se fosse uma espécie humana de bolo de sorvete. Tento avaliar os danos no espelho do banheiro, mas ele está embaçado. Enxugo-me com a toalha, relaxo e estou quase voltando para a janela aberta, quando ouço batidas na porta. Vou fechar a janela. Ela não quer fechar. Quanto mais tento, mais quente e molhada eu fico. Decido ignorar a situação. Se eu esperar, talvez parem de bater. Não param. Batem mais forte e mais alto. Novamente, tento fechar a janela. Não quer fechar. O banheiro está mais frio que um frigorífico. Do outro lado da porta, vozes zangadas acompanham as batidas frenéticas. Faço a última tentativa de fechar a janela. Ela não se mexe. Apressadamente, limpo a bagunça e tento me recompor sem a ajuda de um espelho. Então, abro a porta, peço desculpa pela demora e informo à pessoa sobre a janela aberta. Ela não está interessada. No momento, tem outros problemas mais urgentes. Rapidamente, ela fecha a porta, e eu volto para a sala.

Meu nariz está escorrendo, os olhos lacrimejam mas, por enquanto, o calor está em remissão. Esperando por mim com um enorme copo de água gelada, está meu anfitrião. Bebo delicadamente. Novamente, sou a convidada perfeita. Então, é servido o jantar. É chili. Prefiro não arriscar. Recuso. Insistem para que eu experimente. Para continuar sendo a convidada perfeita, aceito. A comida picante estimula o calor e outra vez fico afogueada e começo a transpirar. Enquanto o suor aumenta a circunferência em minhas costas, passando de um pequeno círculo para o tamanho de uma bola de praia, peço licença e retorno ao conforto e à tranqüilidade do banheiro frio. Quando chego lá, fico aterrorizada. A janela está fechada. Não tenho coragem de abri-la outra vez. Olho no espelho. Não é uma imagem bonita. Sou uma caldeira ambulante. Meu cabelo está grudado na testa como gelatina derretida e tenho uma grande mancha de suor na altura do estômago. Enxugo-me com a toalha, pego o secador de cabelos, abro a torneira para abafar o som e faço uma tentativa inútil para secar o vestido e minha bagunça. Enquanto tento me recompor, fico pensando: como pude imaginar que escaparia impune dessa situação?

Pelo resto da noite finjo que nada está acontecendo quando, na realidade, tudo está acontecendo. Tentar esconder uma onda de calor é como esconder um elefante. A falta de apetite, a transpiração abundante e as freqüentes idas ao banheiro não passam despercebidas. O dono da casa nota meu problema, só que tenho certeza de que, para ele, meu problema são as drogas e não a menopausa, e que eu preciso dos conselhos de Betty Ford e não de hormônios.

Voltamos para casa num táxi com todas as janelas abertas, e eu não posso deixar de pensar como sou idiota. Não tomo drogas. Nem mesmo tomo hormônios, contudo, prefiro que me tomem por uma viciada em drogas do que como alguém passando por uma experiência natural e absolutamente normal. Isto não parece a vida real, mas uma comédia. Um episódio de "Lucy conhece a menopausa". Está ficando insuportável. Eu não vou permitir que a menopausa e a onda de calor se transformem nas fogueiras de minha insanidade. Não vou mais fingir que nada está acontecendo, quando tudo está acontecendo. Chega de negar. É hora de ir a público.

Na manhã seguinte, vou ao dentista e tomo o elevador. Ele vai enchendo de pessoas e eu começo a borbulhar e a pingar. Minha primeira reação é sair imediatamente. Não saio. Pergunto, a ninguém em particular: "Está quente aqui ou sou eu?" Ouço tossinhas nervosas; uns continuam olhando para os números dos andares, outros olham para mim como se eu fosse uma extraterrestre e descem no andar seguinte; uns olham para a frente evitando qualquer contato visual, outros fingem que não escutam. Há também alguns sorrisos de consideração, de homens e mulheres. Quebrei o gelo e foi bom. Nenhuma culpa, nenhum remorso, apenas alívio.

Quando conto ao meu dentista, o dr. Bruce Blau, que estou menopáusica, ele fica bastante surpreso. Ele escarafuncha, examina, cutuca, dá de ombros e diz: "Pela sua boca não dá para perceber". Quando digo que ele está olhando no lugar errado, ele ri e diz que as gengivas e a vagina têm o mesmo tecido, e que a perda de estrogênio na menopausa pode provocar secura não só na vagina como também na boca. Eu bochecho e concordo. Ele continua. Diz que outro problema que pode ocorrer na menopausa é a síndrome de ardência bucal. Os sintomas são língua, palato e bochechas ardidas. Diminui a tolerância ao calor e a boca fica com um gosto amargo e metálico. Eu balanço a cabeça, ele suspira e diz: "Sabe, os primeiros sinais de osteoporose geralmente surgem na boca. Muitas vezes, a perda de massa óssea ocorre antes nos maxilares e não nas vértebras." Ele continua olhando minha boca e eu continuo olhando o seu nariz; ele prossegue seu discurso sobre ossos porosos e vaginas secas e faz perguntas que não posso responder. A cadeira do dentista é o trono das questões retóricas. Ele diz que encaminha suas pacientes pós-menopáusicas ao periodontista e também ao ginecologista.

Mulheres menopáusicas que não fazem terapia hormonal perdem mais massa óssea e dentes que os homens. Mas as que fazem a TRH podem apresentar sangramento nas gengivas, porque os níveis acrescidos de estrogênio tornam o tecido gengival mais vulnerável à placa bacteriana. A menos que você cuide muito bem dos seus dentes e gengivas, poderá ter gengivite e, eventualmente, um problema periodontal. Quando damos pausa na escovação, na investigação, na salivação e no bochecho, digo a ele que, se tiver mais alguma informação desagradável, por favor, me aplique antes uma dose de Novocaína.

Por precaução, ele sugere uma série de raios-X da boca. "É uma boa idéia, especialmente quando se está menopáusica e há a possibilidade de perda óssea." Quando digo que estou mais preocupada com os efeitos perigosos da radiação, ele afirma que os raios-X são perfeitamente seguros. Coloca em mim um babador de chumbo, um filme em minha boca, pede que eu prenda a respiração, aponta uma ogiva nuclear para o meu maxilar e corre para dentro do que imagino ser um abrigo de chumbo. Sou abandonada. Não o vejo em parte alguma. Claro que os raios-X são seguros, se você não for o paciente. Após repetir esse processo algumas vezes, ele inspeciona novamente minha boca e diz que tenho lindas gengivas, rosadas e saudáveis. Posso ter uma vagina de meia-idade mas, pelo menos, minhas gengivas são jovens.

Novamente no elevador, pergunto gratuitamente: "Está quente aqui?" — só para testar a minha confiança. Dois casais de meia-idade olham para mim como se eu acabasse de queimar a bandeira nacional.

Charlie, meu quitandeiro na Balducci, é um italiano atarracado de uns 60 anos de idade. Conheço Charlie há muito tempo. Sempre que nos vemos, ele me cumprimenta da mesma maneira. "Como vai o tomate mais bonito de Nova York?" É um grande elogio, vindo de um sujeito que realmente conhece o produto. Quando digo a Charlie que estou na menopausa, ele me dá os parabéns: "Ei, isso é ótimo! Agora você está segura!"

"Charlie, limite-se aos produtos", respondo.

É o que ele faz. Aconselha-me a levar romãs e tâmaras. Eram usadas nos tempos bíblicos em lugar do estrogênio. Cleópatra também comia. "Se era bom para a rainha do Nilo, deve ser bom para você, boneca."

Mais tarde, quando levo o meu vestido preto manchado de suor para a lavanderia de Lillian e Murray, ela o examina e pergunta se eu estive na Flórida. "Por que na Flórida?" Ela explica que em fevereiro ninguém transpira tanto em Nova York, a não ser que fique preso no metrô e esteja sendo perseguido. Quando digo que estou na menopausa e que aquilo é o resultado de uma onda de calor, ela compreende bem. Lillian tem uns 60 anos e tem ótima aparência para a sua idade. Usa roupas estampadas e coloridas e bijuterias barulhentas. Ela farfalha e tilinta como um carrilhão.

Lillian teve menopausa súbita. Fez histerectomia. "Eu já tinha seis filhos e não queria mais. Tinha 44 anos e meu maior medo era ter quíntuplos em conseqüência das mudanças-da-vida." Ela pisca o olho, sorri e toca no meu braço para mostrar onde quer chegar. "Quando o ginecologista sugeriu que eu extraísse o carrinho de bebê e deixasse o cercadinho, pareceu-me boa idéia." Ele disse a ela que o útero era desnecessário, e que sem ele não teria mais que se preocupar com gravidez, cólicas, menstruação ou câncer de útero.

Foi uma época em que todo mundo fazia histerectomia. "Era tão popular quanto os anéis que mudavam de cor e os bambolês. Era chamada de 'apendectomia de Hollywood'." Lillian tinha tanta certeza de estar fazendo a coisa certa que não buscou uma segunda opinião. Deveria ser simples histerectomia — o útero e o colo uterino são removidos, mas os ovários são mantidos. Infelizmente, foram encontrados tumores fibróides benignos nos ovários, que foram removidos com os tumores. Ela achou que seus problemas acabariam na cirurgia. Mas estavam apenas começando. "Não perdi só o útero, perdi a razão."

Seus demônios se soltaram. "Eu era uma louca na direção. Tinha mudanças de humor violentas. Passava do choro às gargalhadas. Num momento, eu chorava incontrolavelmente com algo que via na televisão, e logo depois explodia com quem estivesse na minha frente na fila do supermercado, por nada. Foi pior que todos os meus partos. Teria preferido os quíntuplos. É graças à terapia de estrogênio que estou aqui hoje."

Lillian diz que um tempo depois a história se repetiria. Sua filha Hillary, com 33 anos, teve forte sangramento menstrual, e a ultrasonografia revelou a existência de fibromas uterinos. Apesar de sua pouca idade e embora os fibromas fossem benignos, o médico recomendou a histerectomia. Passaram-se vinte anos desde a histerectomia de Lilian e, aparentemente, nada mudara. Atualmente, são realizadas 600 mil histerectomias por ano nos Estados Unidos. Uma por minuto. Sessenta por hora. O limite nacional de velocidade é de 55 quilômetros por hora. Na pressa de retirar o útero, os ginecologistas estão cometendo um genocídio em nossos sistemas reprodutores. A histerectomia deveria ser a última, não a primeira solução a ser buscada para resolver problemas de fibromas. Os riscos da cirurgia para remover os fibromas são mais elevados que o dos próprios tumores. Fibromas uterinos múltiplos são tão comuns quanto ervas daninhas, mas em lugar de aparar a grama, a medicina insiste em arrancar o útero e podar os ovários.

No caso de Hillary, como ainda era jovem e queria ter filhos, não estava disposta a submeter-se a uma histerectomia. Informou-se e descobriu que não precisava. Existiam alternativas. Ela poderia fazer uma microcirurgia ou uma miomectomia, que retira os tumores e deixa intacto o sistema reprodutor. Mesmo com essas opções disponíveis, cinco dentre seis mulheres que se submetem à cirurgia para remoção de fibromas fazem histerectomia. Os médicos dizem que com os outros métodos os fibromas podem voltar. Com a histerectomia não volta nada, inclusive o útero e os ovários.

Há médicos que procuram alternativas para mulheres jovens como Hillary, mas a medicina não tem a menor consideração pelo sistema reprodutor de mulheres mais velhas. Se você está na menopausa, fique de olho em seu útero. Caso contrário, ele poderá ser levado mais depressa que uma bolsa numa rua de Nova York. Talvez eu seja apenas uma romântica e sentimental incorrigível, mas não tenho pressa de me desfazer de meu útero. Prefiro agarrar-me à vida. Na parede do balcão da loja de Lilian, caprichosamente emoldurado, está o primeiro dólar que ela ganhou. Ela o guarda para dar sorte. Pretendo fazer o mesmo com meu útero.

Diane gostou da menopausa. Ela lhe proporcionou a liberdade para fazer aquilo que desejava. "Para mim chega de bebês e papel de dona-de-casa." Ela cumprira suas obrigações e responsabilidades de esposa e mãe e chegara a hora de fazer o que era bom para si mesma. Era hora de mudar. Uma verdadeira mudança. Diane lavou as roupas, fez compras, limpou e arrumou a casa, guardou tudo, apagou as luzes e, aos 47 anos, deixou o marido e 25 anos de casamento, por outra mulher. Uma menopáusica! "Muito melhor estar com alguém que se relaciona com aquilo que eu estou experimentando. É bom quando você e seu parceiro ficam à vontade com a temperatura." O problema era que quando uma das duas sentia uma onda de calor, desencadeava uma reação em cadeia. "A onda de calor dela estimulava a minha, e a minha estimulava a dela. A gente ficava se acendendo mutuamente." Antes que incendiassem, Diane e sua amiga menopáusica se separaram. Hoje, Diane tem uma amante mais jovem, sem ondas de calor, e está bem mais fresca. Agora, ser "boa de cama" é sinônimo de não ensopar os lençóis.

Conheci Diane em sua livraria da Nova Era, a Dream Street, em Nova York. Passei horas nesse local tranquilo, mágico, perfumado, conversando sobre flatulência, inchaço, sexo doloroso e ossos porosos. A mãe de Diane morreu aos 69 anos, em conseqüência da osteoporose. "Ela acabara de se aposentar e toda vez que baixava para cheirar uma rosa, quebrava alguma coisa." Por isso, Diane começou a tomar estrogênio. Ela detesta comprimidos, por isso usa o adesivo transdérmico na altura do estômago. "Fico parecida com uma boneca inflável, mas funciona." Sua menstruação voltou e isso lhe agrada: "Ela tem um significado místico, mas o que vale é que tenho um estoque de Tampax para durar até 2 014 e realmente sentia muita falta daquela bagunça". Mas não sente falta de mais nada de sua vida anterior. "Eu estava cansada da casa, do carro, do marido, de ser a dona-de-casa perfeita que mantinha o forno sempre aquecido." Ela levava sua função tão a sério que sublinhava as partes importantes das instruções no rótulo de detergente. "Até quando fazíamos sexo: eu era a pequena e adorável escrava — acendia as velas e servia o vinho, massageava-o e trocava os lençóis. Sempre que íamos para a cama, eu causava um retrocesso de mil anos na liberação das mulheres." Diane era produto da geração "sem um homem você não é nada", mas tudo isso mudou. Ela não precisa mais de um homem, nem de casamento, para sentir-se segura. "Se eu quiser segurança, comprarei um cachorro. Quero coisas e pessoas mais excitantes e desafiadoras, e na minha idade há cinco mulheres ótimas para um homem medíocre. Eu não seria louca de escolher um desses sapos idiotas, quando há tantas mulheres excepcionais disponíveis."

Nora é uma supermulher, morena, bonita, profissional de primeira classe, e não deixaria que seus hormônios fossem a sua criptonita. Não se permitiria entrar na menopausa. Não estava disposta a perder a juventude, o cargo e o namorado. Nora está fazendo TRH. "Já é muito difícil ser mulher no mundo dos negócios", diz ela. "Ser menopáusica já é correr riscos demais." Uma mulher de negócios não deve ser capaz apenas de produzir, mas de reproduzir. "Se meus colegas souberem que já não posso ter filhos, me olharão de maneira diferente. Se eu não puder usar minha sexualidade, perderei o poder e acabarei como essas esposas que fazem café e pedem almoço." O que eles querem são jovens brilhantes, não velhas idiotas.

"Com o devido respeito pela emancipação das mulheres, lá fora a competição é feroz. A juventude é o que vale no mundo dos negócios; uma onda de calor não faz amigos nem influencia pessoas." Nora não tinha condições de instruir seus colegas com os fundamentos dos distúrbios vasomotores. "Eles usarão isso contra mim, como prova de que não posso mais atuar." Até que as atitudes no ambiente de trabalho se modifiquem, o sucesso inclui o estrogênio. "Algumas vezes, fico tão deprimida e frustrada que sinto vontade de me suicidar. O que me impede é saber que eles vão publicar minha idade no obituário. Eu não poderia viver com isso." Não precisei de um memorando para captar a mensagem de Nora.

Ramona, minha manicure menopáusica, não acredita na natureza. Ela acredita na "plástica". Ela não tira férias; ela faz viagens para "arrumar as coisas". Já esticou um pouco aqui, dobrou um pouco ali e implantou muito silicone. Fez plástica no rosto e elevou o seu estado de ânimo com estrogênio. "Essa coisa me faz sentir bem. Eu adoro aquelas pequenas beldades ovais cor de vinho. São os únicos comprimidos que eu nunca esqueço de tomar." Ramona não acredita em exercícios. Em vez de passar do ciclo menstrual para o ciclo de exercícios, ela faz dietas líquidas, lipoeletrólise e lipoaspiração. Está convencida de que fazer aeróbica é subir uma escada rolante sem se segurar. Ramona é especialista no antinatural. É perita em apertar, soltar, esticar, rechear, achatar, cortar e encurtar. Acredita em consertos rápidos e medicina de microondas. Entre uma cliente e outra, estuda fotografias de celebridades na *People* e *Vanity Fair* e faz comentários como "belo nariz", "linda prega", "plástica horrorosa". Ramona tem até algumas normas cosméticas. "A boa plástica faz você parecer descansada. A plástica ruim faz com que você pareça estar precisando de um bom descanso." Para Ramona, a cirurgia plástica é um esporte violento.

Enquanto faz minhas unhas, ela bebe coca *diet* e esconde cigarros para fumar no fundo do salão. Diz que eu sou louca por não tomar hormônios. "Não queira ser mártir. Tome quanto estrogênio for permitido e depois tome mais. Por que deixar para a natureza quando se tem cosméticos, cirurgia, hormônios e produtos químicos à disposição?" Quando respondo que tenho medo de tomar uma decisão, pois acho a TRH arriscada, ela diz que tudo é arriscado: "Querida, acabei de ler que comer um punhado de batatas fritas todos os dias pode subtrair sete meses de sua vida, e fumar um maço de cigarros por dia é mais seguro que um divórcio. Aposto que andar no metrô de Nova York deve ser mais perigoso que passar a vida tomando estrogênio." Depois de pesar os fatos, Ramona decidiu ficar longe das batatas fritas, não se divorciar, e fazer TRH.

Quanto mais eu falava desse assunto, mais pessoas falavam também. Que bom não ter mais segredo! Não havia nada para esconder. A menopausa é um fato da vida. Eu estava tão segura que cheguei à audácia de ir à Biblioteca Pública de Nova York, abordar um jovem bibliotecário e sussurrar a plenos pulmões: "Onde fica a seção de menopausa?" Descaradamente, fiquei passeando pela seção 618.1 que, caso você não saiba, é o número do Sistema Decimal Dewey para a menopausa. Retirei alguns livros. Tomei o ônibus e, em plena luz do dia, abri-os sem nenhuma vergonha e folheei-os diante de

85

pessoas totalmente estranhas. Já percorrera um longo caminho desde a primeira onda de calor em Los Angeles.

É mais fácil estar na menopausa em Nova York, porque Nova York é uma cidade menopáusica. É fria, quente e úmida e nunca dorme. Sabe o que é crescer, mudar, atrofiar, deteriorar e sentir ansiedade. Em Nova York a meia-idade não se aproxima sorrateiramente. Você se confronta com ela todos os dias, beija-lhe o rosto e se relaciona com ela.

Apesar de tudo o que já disse, percebi que sair pela rua exibindo minha menopausa como uma pervertida hormonal não era o mesmo que relacionar-me com ela. Levar a público a minha intimidade não bastava. Gritar: "Ei, vejam como estou no fim da linha!", não era exatamente o mesmo que confrontar a menopausa e a meia-idade. Relacionar-me com ela significava descer do carrossel e enfrentar os fatos.

Os fatos são que sou 40 anos mais velha que minha casa, 48 anos mais velha que meu carro, e tenho a mesma idade de Casablanca. Sou consideravelmente mais jovem que a Estátua da Liberdade, mas jamais serei Miss Adolescência dos Estados Unidos, a Mãe do Ano ou a Corte Suprema da Justiça. Neste momento, estou bem no meio do que minha vida se transformou. Pelas estatísticas, tenho trinta anos pela frente sem a proteção do estrogênio, e sem ele tudo pode acontecer. Será que vou mudar? Ficar enrugada? Perder minhas gengivas e meus dentes? Secar? Perder o marido? Dar à luz com óvulos doados? Começar a usar sapatos confortáveis? Quem sabe? Só o que sei é que chegou a hora de ser realista. Aproveitar a vida. Fazer algumas escolhas.

Ramona, Diane, Nora e Lillian fizeram escolhas. Elas decidiram que os hormônios deviam continuar e não mudar com as mudanças-da-vida. Cada uma com seus motivos, a TRH funcionou para todas elas. Agora era minha vez de decidir. Devo tirar a natureza de seu curso com produtos químicos artificiais? Devo me juntar ao Programa de Proteção ao Hormônio e adquirir hormônios novos, vida nova e novo começo? Meu segredo foi revelado, mas definitivamente ainda não resolvi meu problema.

7
Nova Era para a meia-idade

Meu nome é Gayle X e sou uma viciada. Viciada em estrogênio. Estive envolvida com ele durante toda minha vida. Meu corpo precisa dele. Sem ele não posso funcionar. Ele me acalma, me faz sentir bem, me dá potência sexual. Com ele sinto-me mulher. Quando o tinha, sentia-me no topo do mundo. Tinha tudo: juventude, pele fresca, vida sexual, menstruação. Mas tudo mudou. Meu fornecimento acabou. A fonte saiu do negócio. Os ovários faliram. O suprimento natural de drogas foi interrompido. Tenho síndrome de abstinência... ondas de calor, suores noturnos, insônia, ansiedade, tremores. Sinais clássicos de abstinência. Deitada na cama, totalmente ensopada, com o lençol úmido colado às pernas, cheguei ao fundo do poço. Inferno hormonal. Até agora não percebera quanto dependia de estrogênio. Quanto meu corpo precisava dele para funcionar normalmente. Como ele era importante para mim. Tenho que fazer alguma coisa para me livrar dessa dependência do estrogênio.

Durante toda a vida estive sob a influência do estrogênio. Talvez seja hora de encarar a vida sem ele. No momento, não quero mais drogas nem consertos rápidos. Deve existir uma alternativa para a TRH. Se Deus, em sua sabedoria, desejasse que recuperássemos o estrogênio perdido, não o teria escondido na urina das éguas. Deve haver uma outra maneira de enfrentar o futuro. É hora de me secar e descobrir.

Inicio meu programa de Doze Passos abrindo armários e gavetas e juntando minha parafernália estrogênica. Jogo fora os absorventes e atiro no vaso sanitário comprimidos para cólicas e anticoncepcionais. É duro livrar-me desses vínculos com meu vício, mas não posso mais mantê-los e não são exatamente coisas que possam ser doadas à Legião da Boa Vontade. Quando a gente está largando o estrogênio, não é hora de ficar emocionalmente isolada. É importante compartilhar com outra mulher nossos segredos mais profundos. São seis horas da manhã. Muito cedo para procurar alguém, mas preciso continuar me mexendo. Visto-me e vou para a academia de ginástica.

O armário de Dottie fica ao lado do meu. Pensei que soubesse tudo sobre essa mulher nua ao meu lado, mas na verdade nada sabia. Ela já poderia estar na menopausa e nunca conversamos sobre isso. Jamais perguntaria a outra mulher sobre sua menopausa, para não sugerir que ela parecia menopáusica. Todas as mulheres, inclusive eu, acham isso ofensivo porque pensam aparentar 22 anos. Mas naquela manhã eu estava desesperada. Precisava falar. Falei e ela se abriu na hora. Há alguns meses, Dottie sente ondas de calor a cada hora do dia. Era um relógio de ponto. As colegas no trabalho olhavam para ela e sabiam que horas eram. "Faltam três ondas de calor para o almoço." Ela também inchava e estava muito irritada porque os suores noturnos não a deixavam dormir. O médico quis que ela tomasse estrogênio imediatamente. Ela tomara pílulas anticoncepcionais durante toda a vida e não queria tomar mais hormônios. Procurou um acupunturista para amenizar os sintomas.

Sempre pensei na acupuntura apenas como analgésico, a resposta chinesa para a Novocaína. Dottie diz que ela é utilizada para tratar de tudo, do vício de drogas às ondas de calor. Em termos médicos, a acupuntura tem mais utilidade que os segredos da culinária francesa. Dottie fez acupuntura durante alguns meses e tentou diferentes tipos de ervas. "Comecei com o *dong quai*, que é o ginseng feminino, mas é uma substância muito forte e me deixava irritada. Tentei a actéia negra, também não funcionou." A única coisa que funcionou foi um chá feito com sálvia artemísia, verbena, agripalma, cardo, alecrim e ginseng. Ela tomava diversos copos por dia e deu certo.

Dottie diz que não sente mais ondas de calor nem suores noturnos e que está dormindo profundamente. Ela parece ótima e não está mais mal-humorada. O único problema é que, agora, suas colegas não sabem quando é hora do almoço. Tenho dúvidas quanto à abordagem escolhida por Dottie. O ginseng pode ser natural, mas ainda é estrogênio e afeta tanto o corpo quanto os hormônios sintéticos. Infelizmente, com o ginseng, não se sabe a quantidade de estrogênio que está sendo ingerida, portanto, é possível ingeri-lo em excesso. Além disso, não se conta com a proteção da progesterona, como ocorre com a TRH. O ginseng é natural, mas não significa que seja seguro. Muita gente morre de causas naturais.

Dottie só descobriu a cura há poucos meses, mas quem sabe? Talvez os sintomas voltem e só porque funcionou para Dottie não significa que funcionará para mim. Vivo lendo histórias de pessoas que se curam de câncer apenas assistindo a filmes dos Três Patetas e outras comédias, ou mantendo um aquário de peixes tropicais para baixar a pressão alta. Contudo, nunca se sabe quantos desses telespectadores morreram rindo ou quantos observadores de aquário estão mortos agora como uma sardinha em lata. Talvez nenhum. Mas, por enquanto, prefiro manter minhas opções em aberto.

Ruth, uma fogosa loira de 50 anos, também freqüenta a academia; passamos a comparar os nossos últimos sintomas menopáusicos. Nossas conversas diárias nos ajudaram a colocar as coisas em perspectiva. Vivíamos perguntando uma à outra: "Isso é real ou é menopausa? Sou eu que estou dizendo isso ou são meus hormônios descontrolados?" Ambas sabíamos que não era hora de nos isolarmos emocionalmente, que era importante partilhar nossos segredos mais profundos e nos unirmos. Os homens tinham Robert Bly, nós tinhamos uma à outra. Era bom deixar soltos nossos cabelos ralos e grisalhos sem sermos julgadas nem ridicularizadas. Nenhuma de nós fazia TRH, portanto, nosso único alívio vinha da nossa empatia e solidariedade.

Ruth não se deixava perturbar por seus seios doloridos, pelas ondas de calor, inchaço e ronco. Fazia piadas sobre sua incontinência urinária. Quando seu ginecologista sugeriu os kegels — exercícios vaginais tonificantes — para controlar a bexiga, Ruth percebeu que tinha um problema. "Ele me disse para contrair o músculo do esfíncter. Contrair? Eu não conseguia sequer me comunicar com ele. Nessa última semana fiz de tudo para entrar em contato com ele, mas nunca o encontrei em casa." Havia uma coisa na qual Ruth não achava graça: a vagina seca e a coceira e, principalmente, o odor que a acompanhava. Ela tentou de tudo: *spray* para higiene feminina, todos os desodorantes genitais. Chegou até a experimentar Listerine. Sugeri que parasse de querer esconder a vagina, de mascará-la e pulverizá-la. Que fosse direto à fonte, que procurasse um médico.

Ela não procurou um médico, mas um herborista. Ele lhe receitou um gel vaginal feito da casca do olmo, que era introduzido na vagina uma vez por dia. Também devia tomar uma tintura de morrião-branco — trinta gotas algumas vezes por dia. Ela fez isso durante três semanas e o odor desapareceu. Para ajudar a prevenir infecções por fungos, ela comia e aplicava iogurte e introduzia cápsulas de acidófilos, cinco horas antes de ter uma relação sexual. O acidófilo é ótimo para a lubrificação, mas não há nada melhor para uma vagina seca que o sexo. O herborista lhe disse: "Faça exercício vaginal tonificante com um parceiro." Felizmente, para ela era mais fácil encontrar seu parceiro que seu esfíncter.

Joan é instrutora da academia em que conheci Ruth e Dottie. Tem cerca de 60 anos, cabelo bem curto, boa compleição física e olhar perigoso. Lembra um militar reformado. Parecia um desses tipos que sobem na garupa de uma moto, agarrada a um barbudo de jaqueta de couro preta, a caminho de uma aplicação de tatuagem. Um dia, Joan trocava de roupa ao nosso lado e conversávamos sobre os problemas de Ruth. Ouvindo o que dizíamos, ela se abriu. Estava muito orgulhosa de Ruth por falar de seus problemas. "Quando eu estava na menopausa ninguém tinha coragem de falar no assunto. Costumávamos chamar a menopausa de culto silencioso." Descobrimos que Joan não é rígida nem inflexível; é sensível e afetuosa. Tem 67 anos, seis filhos, nunca esteve no exército, dirige uma caminhonete Datsun, não tem uma única tatuagem e ensina ioga.

Ela não aprendeu ioga em Nova Delhi mas em Nova Jersey e, embora pareça sentir-se mais à vontade sobre uma Harley Davidson do que num *ashram*, era uma adepta. Procurou a ioga por causa da menopausa. "Meus filhos estavam me deixando louca, meu marido estava me deixando louca, a menopausa estava me deixando louca." Ela estava em minoria absoluta. Não conseguia dormir ou relaxar. Quando a TRH não funcionou, ela tentou de tudo — Midol, Tilenol, Elavil, Niquil e Tofranil. Antes de chegar ao Valium, ao Librium e a um sanatório, começou a praticar ioga e nunca mais parou.

Agora, Joan ensina *hatha yoga*, a ioga física. Ela me diz que existem exercícios específicos para a menopausa e que em três meses eu seria outra pessoa. "Se você aparecer para o almoço, ficará por toda a vida."

Já ouvira falar da ioga por amigos e lera alguma coisa em revistas. A ioga é o sistema de cultura física mais antigo do mundo. Chegou 5 mil anos antes de Jane, Jake, Jack e dos vídeos, mas sempre a achei mística demais para mim. Toda vez que a ioga era mencionada, eu lembrava de alguém parecido com Gandhi, serenamente deitado em uma cama de pregos ou caminhando naturalmente sobre carvão em brasa. Nunca senti nenhum interesse em aprender essas práticas. Mas os tempos mudaram e, no momento, estou passando por mudanças. Se a ioga pode ajudar um faquir hindu a andar sobre carvão em brasa, talvez possa me ajudar com minhas ondas de calor. Se eu aprender a sentar sobre uma cama de pregos, quem sabe o sexo doloroso seja moleza.

O *ashram* de Joan é uma salinha escondida nos fundos da academia. Quando chego lá, os alunos estão à espera dela, a guru. Definitivamente, não é um grupo espiritualista. Parece mais um corpo de jurados que discípulos de ioga. Há um homem de cerca de 40 anos, tipo chofer de caminhão, que usa uma camiseta preta de mangas cortadas à altura dos enormes bíceps. Duas donas de casa de meia-idade, uma recepcionista, um contador, um jovem ator e dois senhores grisalhos muito animados e que parecem muito amigos. Os alunos são amigáveis e calorosos, mas a sala está muito quente. Não sou eu. As salas de ioga são aquecidas para manter os músculos flexíveis. Quando Joan chega, cada um pega uma esteira e tira os sapatos. Na ioga você não usa sapatos. Isso é novo — uma atividade de solo na qual não se usam tênis Nike ou Reebok. Acomodamo-nos em nossas esteiras, Joan diminui as luzes e coloca um disco de música zen *New Age* tocada por algum quinteto de cítaras, e começamos a aula.

Na verdade, eles começam. Enquanto Joan orienta os alunos na primeira posição, percebo imediatamente as limitações do meu corpo. Tento entrar na postura. Quero entrar, mas minha mente não está se comunicando com meus músculos. Eles não respondem às mensagens do meu cérebro. Não há conexão; as linhas estão interrompidas. E, o que é pior, nem mesmo sei com que parte do meu corpo devo me comunicar para entrar em contato com esses músculos. Sinto-me como se estivesse presa dentro do meu próprio corpo, totalmente sozinha, sem combustível, no meio de lugar nenhum. Considero o exercício impossível e incompreensível; ninguém conseguiria fazê-lo. Quando olho em volta, vejo todos fazendo. Estou "desmilinguindo", me debatendo e me contorcendo, enquanto os outros passam facilmente de uma para outra posição. Meu cérebro frustrado pressiona freneticamente as teclas do meu teclado muscular. Mas não sai nenhuma melodia. Só consigo fazer barulho. Todos me encorajam. Mas tanta atenção deixa-me constrangida e piora tudo. Não adianta. Eu pensava que o objetivo da ioga fosse diminuir a tensão, não provocá-la. A busca da tranqüilidade e da serenidade pode ser uma experiência assustadora.

Depois da aula, comento com Joan meu desapontamento. Exercitei-me a vida toda e achei que a ioga fosse fácil. Esperava que meu corpo entortasse como um clipe e não ficasse parado como um peso de papel. Joan me anima, diz que os que têm mais dificuldade são os que conseguem melhores resultados, porque precisam de mais trabalho e concentração. "Não se impaciente. Tudo o que fez hoje, fará melhor amanhã. O que conta é o esforço, não o desempenho. Continue vindo, e eu a ensinarei a respirar e a executar a postura da bomba, a flexão da coluna, a postura do grande ângulo, do arado, do cão que olha para o céu, e do gafanhoto."São todas posturas excelentes para os sintomas da menopausa. A do gafanhoto não só energiza todo o sistema reprodutor feminino como é ótimo para veias varicosas e hemorróidas. Digo que voltarei para aprender a postura do gafanhoto, a resposta da ioga para a *Preparation H*, uma pomada para hemorróidas.

Existem cerca de 840 mil exercícios de ioga. Nas duas semanas seguintes aprendo 33. A ioga está me ajudando a dormir melhor e ficar mais relaxada, mas ainda não atingi o estágio caminhar-sobre-carvão-em-brasa. Neste exato momento, ainda tenho dificuldades para caminhar-sobre-o-chão-de-ladrilhos-gelados-do-banheiro. Acho que ainda faltam umas 839.967 posições para chegar lá. Mas até eu conseguir atingir esse marco, a vida continua. Cozinho, limpo, vou para o trabalho, faço aulas de ioga, mas continuo a esquentar e transpirar.

Numa fria manhã de fevereiro, levo o carro para a manutenção. Enquanto espero para conversar com o mecânico, tenho uma onda de calor. Estou aqui na oficina fria, vermelha como uma beterraba, o rosto afogueado, abanando-me com o cartão de garantia, e vejo à minha frente uma mulher vermelha como beterraba, rosto afogueado, abanando-se com o cartão de garantia. Reconhecimento instantâneo. Ligação instantânea. Amigas instantâneas. Nunca me esquecerei disso. Millie não se lembra, mas na época ela não se lembrava de muitas coisas.

Minha amiga Millie é uma agente de viagens cuja memória entrou em férias durante a menopausa. Ela podia lembrar-se do número da placa do carro de cada um de seus namorados, do que comera no almoço durante toda sua lua-de-mel, das letras de todas as canções de Connie Francis, mas não se lembrava de como confirmar uma reserva ou retornar uma ligação. Escrevia lembretes para si mesma e no dia seguinte esquecia do que se tratava. "Eu escrevi isso? Não pode ser." As coisas ficaram tão ruins que ela chegou a esquecer de como usar o computador. E nesse ramo de trabalho o computador é a própria vida. É utilizado para encontrar acomodações e fazer reservas. "Eu sentava diante daquele teclado para registrar alguém no San Juan Hilton e ficava paralisada. Meu cérebro precisava entrar no computador e só conseguia lembrar da letra de uma velha canção de Connie Francis. O cliente estava impaciente, exigindo datas e taxas, e só o que meu cérebro era capaz de oferecer era: '*Who's sorry now? Who's heart is aching for breaking each now?*' Estou perdendo clientes e só ouço '*Who's sad and blue? Who's crying, too?*' Quanto mais tento, pior é. Pergunto ao meu cérebro quais as teclas que devo apertar para saber o preço de uma diária e o que ele me diz é: '*You had your way. Now you must pay. I'm glad that you're sorry now.*' Não sou mais agente de viagens. Sou uma vitrola automática." Depois de tentar se lembrar de tudo o que havia esquecido, Millie ia para casa e relaxava com suas ondas de calor, suores noturnos, palpitações, ataques de ansiedade e insônia. Ela estava um caco. "Meu cérebro vivia obnubilado.' Se isso continuasse, ela poderia perder o emprego. Estava sob muita pressão e quanto mais tentava, pior as coisas ficavam. Ela tentou truques mnemônicos, notas, fitas, enigmas, rimas, até mesmo barbantes amarrados no dedo. Nada funcionava. Millie queria tomar estrogênio. O médico aconselhou-a a não tomar por causa de seus problemas na vesícula biliar.

 Ela estava completamente estressada. Desesperada, comprou um energizador. É um aparelho que utiliza luz e som para relaxar. Você se deita, coloca os óculos e ouve música *New Age* em fones de ouvido, enquanto luzes acendem e apagam dentro dos óculos, enviando ondas relaxantes e tranqüilizantes. Eu tentei. É como estar numa discoteca de meditação. Isso não é Nirvana. É Nintendo. Quando sugeri a Millie que tentasse ioga, ela não se interessou. Estava mais para as engenhocas eletrônicas. Ela tentou tanques de flutuação, câmaras de isolamento e, finalmente, decidiu-se pelo *bio-feedback*. Ligada a uma máquina, ela controlava suas ondas alfa e diminuía o estresse. Isso também ajudava a acalmar as ondas de calor. Basicamente, é ioga com eletrodos, e funcionou. Millie relaxou mais, dormia melhor e ingeria produtos como Ginkgold e lecitina, e passou a funcionar outra vez. Para os outros sintomas menopáusicos, seu quiropata recomendou 800 U.I. de vitamina E com selênio e bioflavonóides combinados à vitamina C. Os bioflavonóides têm a mesma estrutura química do estrogênio mas têm cinqüenta mil avos da potência do mesmo. Para a fadiga e as oscilações emocionais, tomava uma pastilha de 200 mg de aspartato de potássio e magnésio. Para a vagina seca, abria uma cápsula de vitamina E e aplicava o conteúdo diretamente. As coisas ficaram tão boas para Millie que ela já se esquecera de que não conseguia se lembrar das coisas.

 Felizmente, meu cérebro não se transformou em Teflon, mas devo admitir que tive uma ajuda considerável dos lembretes diários que antes costumava ignorar ou me ofendiam. Agora, eu agradecia aos lembretes como: "Incluiu o seu cheque?" colados ao extrato bancário; ou a plaquinha "Você não está esquecendo nada?" pendurada nos táxis, ou as advertências em meu carro: "Prenda o cinto de segurança", "Chave na ignição" e "Luzes acesas." Eu me sentia grata até pelos 63 avisos de "Você se esqueceu de renovar a sua assinatura?" de uma revista que eu não me lembrava ter assinado alguma vez.

Millie teve a sua memória de volta com seu *bio-feedback* e seus bioflavonóides, eu tinha a minha ioga. Ela me acalmava, me relaxava, eliminava o estresse. Fazia sentir-me bem. Achei que se fazer ioga uma vez por semana me deixava tão bem, se fizesse duas ficaria duplamente melhor. Em um mês, passei de uma a cinco vezes por semana. Nunca era o suficiente. Eu praticava até em casa. Quando sentia ansiedade, esgueirava-me para um local solitário, tirava os sapatos, abria a minha esteira e entrava na postura do gafanhoto, do arado, da bomba, ou qualquer uma que me estimulasse. Eu precisava disso. Não podia viver sem. Tinha agora novo vício: a ioga.

Eu não era a única. Havia outras pessoas que freqüentavam as aulas de ioga diariamente. Havia uma mulher que executava os exercícios mais difíceis com facilidade e perfeição. Entrava em todas as posturas avançadas tão bem quanto um *swami* hindu com articulações ultraflexíveis. Ela se movimentava com lentidão, facilidade e confiança. Era incrivelmente flexível, tinha um lindo corpo, e eu ficava imaginando se não seria uma bailarina profissional ou se tinha uma predisposição genética para contorcer-se como um *petit-four*. Quando lhe perguntei por que começara a praticar ioga, eu esperava ouvir a palavra *"maharishi"*. Em vez disso, ouvi a palavra "menopausa."

Sharon aparentava 20 anos, mas tinha 40 e entrara na menopausa aos 38. A média de idade para a menopausa é 51 anos. Aos 45 anos é considerado cedo. Aos 38 é ridículo. Sua mãe deixara de menstruar aos 35 anos. Ela me conta que isso se devia em parte a fatores hereditários, principalmente ao estresse. "Eu estava mal. Acabara de enfrentar uma separação dolorosa e tinha que manter três adolescentes, um cachorro, dois gatos, três hamsters, uma casa de dez cômodos, uma hipoteca de trinta anos e uma caminhonete de doze." Sharon fumava, bebia, tinha excesso de peso, era deprimida e amargurada. "Meu ex-marido saía com adolescentes e eu ficava tirando fiapos do filtro da máquina de lavar roupas. Eu tinha 38 anos e já podia posar para um pôster de menopausa. Ficava o tempo todo abrindo janelas e arrancando as roupas. Planejava meu dia de acordo com minhas ondas de calor e da minha geladeira. E dizem que as mulheres mais fortes têm menos problemas na menopausa." Em vez de tomar hormônios, Sharon tomava sorvetes de passas e rum, aumentando suas chances de ter um ataque cardíaco e câncer de mama.

O ginecologista de Sharon era contra os hormônios porque ela estava 14 quilos acima do seu peso, com pressão alta, e a mãe tivera câncer de mama. Mas, devido à menopausa prematura, ela corria risco maior de ter osteoporose e um ataque cardíaco se não tomasse hormônios. Em vez de pular de uma ponte, Sharon foi consultar um naturopata. Anos atrás, um deles conseguira tratar com sucesso sua TPM (Tensão Pré-Menstrual). Os naturopatas acreditam na saúde natural e em complementos alimentares. Dão mais importância às mudanças de vida que às drogas e cirurgias. Os naturopatas têm formação de quatro anos como médicos, mas não têm título de médico e não podem receitar.

O naturopata de Sharon pediu todos os exames médicos convencionais — Papanicolau, mamografia, contagem de lipídios e densitometria óssea. Disse também que ela era uma maçã. Talvez não se possa comparar maçãs com laranjas, mas certamente pode-se comparar maçãs com pêras. As mulheres cujo corpo tem forma de maçã acumulam excesso de peso ao redor da cintura e da parte superior do corpo, correndo risco maior de adquirir câncer de mama, ter pressão alta, diabetes e ataques cardíacos prematuros do que outras, cujo corpo tem forma de pêra, acumulam gordura nas coxas e no quadril. Para se manter longe dos médicos, Sharon, a Maçã, teria que parar de fumar, de beber, perder 14 quilos, iniciar uma dieta vegetariana, praticar muito exercício e diminuir a tensão.

Como Sharon era muito jovem e já era menopáusica, ele recomendou Pro-Gest, um tratamento natural para os sintomas menopáusicos e a osteoporose. O Pro-Gest é progesterona natural, de uso tópico, dissolvido num creme umectante. Como não passa pelo fígado, não tem efeitos tóxicos. A fonte da progesterona natural é o barbasco, um tipo de inhame gigante encontrado no México. O creme foi usado na Europa durante muitos anos. Os médicos norte-americanos o consideram muito fraco, mas o médico de Sharon conseguira bons resultados e garantiu que, aplicado em doses adequadas, era tão eficaz quanto os hormônios sintéticos, sem os indesejáveis efeitos colaterais.

O naturopata de Sharon também disse que a melhor defesa natural contra a osteoporose é manter equilibrada a acidez do sangue. Caso contrário, o corpo retira o cálcio dos ossos para manter o pH do sangue equilibrado. Todos nós nos preocupamos com o pH de nosso xampu. A acidez do sangue não é provocada por um xampu de má qualidade; é provocada pelo estresse crônico. Toda mulher acima de 45 anos, sob muita tensão, deveria parar de fumar, beber álcool, café e começar a praticar ioga ou qualquer outra técnica antiestresse.

Sharon escolheu a ioga, que mudou sua vida. "Ela me tirou de dentro de mim e da minha casa." Em três meses Sharon passou de mãe de escoteiros para mãe zen. Sua dieta passou do micro para o macro, tirando-a da vassoura para o *Om*. Todos os anos, submete-se à densitometria óssea e até agora está indo muito bem, não apenas em termos médicos como também em termos domésticos. Seus filhos arrumam suas camas, passam manteiga nas próprias torradas e emparelham as próprias meias. Sharon ensinou-os a usar todos os aparelhos domésticos e praticar ioga. Quando eu a visitava, gostava de ver a família toda alinhada, na posição da vela, comendo arroz integral ou meditando.

Visito Sharon com freqüência. Ela me ajuda na postura da vela e nas outras mais avançadas. Ela é a minha guru.

Devido ao seu elevado risco de osteoporose e à necessidade de cálcio, casualmente lhe pergunto qual a quantidade de leite que toma. E Sharon, também casualmente, responde: "Não bebo leite; não acredito nele." Ela sugere que eu pare de beber leite e não sei o que responder. No que me diz respeito, é francamente anti-americano ser contra o leite. Sinto-me tentada a defender a vaca e o país dessas críticas ao leite, desse Arnold Benedict bovino, mas talvez no caso dela fosse algum resquício de religião oriental. Para mim, tudo era novo. Até então, o que eu conhecia sobre a filosofia oriental vinha escrito em bolinhos da sorte chineses. Pergunto apenas: "O que há de errado com o leite?"

Sharon dá de ombros: "Nada, se você for uma vaca. Mas tudo, se você for um ser humano. Nosso organismo não foi feito para tomar leite de vaca. Nenhuma outra espécie toma leite de vaca. Elas criam seus filhotes com o próprio leite e nós deveríamos fazer o mesmo." Admito que o leite materno talvez seja melhor, mas não é exatamente prático, legal ou moral que uma pessoa da minha idade busque seu cálcio num seio humano. Ela concorda, mas acrescenta que o melhor é encontrar outra fonte, porque à medida que envelhecemos aumentam as probabilidades de perdermos a capacidade de digerir o leite. Segundo Sharon, a maioria das pessoas não consegue digerir leite adequadamente. Ou são alérgicas ou não toleram a lactose (açúcar) nele contida. Em certas partes do mundo o leite é considerado inadequado para o consumo humano. Se isso for verdade, estou em sérias dificuldades. O leite tornou-se parte importante da minha vida. Meus flocos de milho bóiam nele, meu cálcio nada dentro dele e vou me arruinar sem ele.

Sharon diz que as vacas não têm o monopólio do cálcio. Em muitos lugares do mundo os produtos derivados do leite não fazem parte da dieta. Na América Central, mistura-se lima com fubá para fazer *tortillas* ricas em cálcio. A média diária de consumo de cálcio nessas sociedades não adeptas do leite pode atingir facilmente entre 1.200 a 2.000 mg por dia.

Ela pega uma sacola de plástico transparente e tira de dentro um punhado de folhas cor de vinho, chamadas "dulce". São algas marinhas. Coloco algumas na boca e começo a mastigar. É salgado, porém agradável. Sharon diz que elas estão cheias de cálcio, proteínas, ferro, enzimas da clorofila e têm muito mais fibras que a farinha de aveia. Não é ruim, mas não substitui o leite. Não acrescentarão nada aos meus flocos de milho e, definitivamente, não conseguirão empurrar para baixo uma boca cheia de biscoitos. Para determinadas coisas, simplesmente não há nada que substitua um bom copo de leite de vaca gelado, com muitas calorias, muita gordura, carregado de colesterol e lactose.

Quando digo a Sharon que não quero mastigar algas marinhas pelo resto de minha vida natural, ela sugere que eu procure Michael Abhaile em sua loja de produtos naturais. Tenho minhas dúvidas. Uma loja de produtos naturais não é exatamente a Clínica Mayo. É difícil ouvir conselhos alimentares de um médico que recebeu apenas 20 horas de educação alimentar na faculdade de medicina. Ainda assim, eram vinte horas mais que um garoto de 18 anos que trabalha meio período numa loja de produtos naturais para freqüentar um curso noturno para cabeleireiros. Eu levava muito a sério minhas vitaminas e ervas e não estava disposta a colocar minha vida nas mãos de alguém cujo negócio era regulamentado com tanto cuidado quanto o FMI. Sharon me tranqüiliza. "Ele fez curso formal de macrobiótica e ervas, e vai surpreendê-la com o que pode lhe sugerir." Quando digo a ela que talvez eu seja uma viciada em leite e não possa mais passar sem ele, ela insiste em que eu vá. "Eu garanto, você não se arrependerá."

No dia seguinte, vou à loja de produtos naturais para conhecer Michael Abhaile. É um local pequeno, fresco e limpo. Algumas prateleiras exibem alimentos naturais, orgânicos, lanches saudáveis e bugigangas de todo tipo. Mas a principal atração não são as prateleiras e sim o balcão. Ele é de madeira clara e ocupa quase toda a loja. Tem até nome. Numa grande tabuleta verde-escura sobre a parede verde-clara está escrito: O PALADAR DE JADE. Atrás do balcão está Michael. Ele é alto, magro e jovem, usa um jaleco branco, fresco e engomado, e chapéu de cozinheiro: parece tudo, menos jade.

Para Michael, o leite também não é uma vaca sagrada. Ele diz que não tocaria nele. "É o nutriente mais supervalorizado pelo mundo." Michael acredita que você pode adquirir todo o cálcio que precisa nas verduras e algas marinhas. Ele me mostra algumas e diz que em 125 g de algas como a wakame existem 1.300 mg de cálcio, e na hijiki, mais de 1.400 mg. "Eu não sei exatamente quanto disso é absorvido, mas é tanto cálcio que mesmo que seja um pouco já será muito."

"Ótimo, mas como se come essas coisas?", pergunto.

"Vou mostrar a você."

Enquanto ele prepara as algas marinhas, fico escandalizada com o equipamento. Ele só tem um fogão portátil de duas bocas; cozinha tudo nele. Mistura, agita, corta, pica, pela e corta em cubos, tira e põe panelas no fogão com a precisão, o ritmo e o domínio de um equilibrista húngaro, desses que apareciam no 'Ed Sullivan Show.' É tudo calculado. Tempo e movimentos estudados. Michael é um verdadeiro *chef*. Não se trata de um rapazinho vestido de polyester marrom com um chapéu engraçado e que rapidamente anota os pedidos. Não é produção em massa nem *franchising*. É comida preparada na hora e sob encomenda para o meu paladar de jade. Michael transforma um mero prato quente em alta culinária.

Em questão de minutos, ele prepara um mexido de aparência deliciosa de *teriyaki tempeh* com gengibre, cogumelos, cebolinha verde e óleo de gergelim tostado. Com ele serve seu especial Ossos Melhores e Salada Primavera com arroz integral, *arami*, cenouras, couve-flor, brócolis, abóbora, *tamari* e toneladas de sementes de gergelim e abóbora-moranga. Apresenta-o em grande estilo, e ao colocá-lo diante de mim, diz: "*Bone appétit*." É um prato muito saudável. Michael combina informação com culinária. Ele me diz que só no *tempeh* há cálcio suficiente para me proporcionar 1.000 mg. Diz também que as sementes de gergelim estão repletas de cálcio, mas para que seja liberado é preciso moer ou tostar as sementes. Enquanto Michael me conta seus segredos, interrompo-o constantemente com pequenos suspiros e gemidos obscenos mastigando alguma coisa nova e maravilhosa. É, sem dúvida, a comida mais saudável e saborosa que já comi. Não se trata apenas de excelente arte culinária; é um verdadeiro Cordon Bleu.

Michael promete que da próxima vez fará seus bolinhos de Inhame *Hijiki Yan* Formadores de Ossos, que contêm 1.400 mg de cálcio. Se eu gostar de doces, fará o seu Osso, Doce Osso, com *kanten*, limão e damasco, que além disso tem maçãs e uva passa e está cheio de cálcio. O *kantem*, também conhecido como ágar-ágar, é a gelatina do mar. Acreditando plenamente nesse prato curativo, pergunto-me o que ele teria para a menopausa. Sem dizer uma palavra, ele liga um ventilador, direciona-o para mim e continua a fazer um chá gelado de ervas. "Eu o chamo de Espumante Onda de Calor." É feito com ginseng siberiano, erva-doce, framboesa, cardo, actéia, raiz de inhame selvagem e aniz. É delicioso. Dizem que algumas dessas ervas contêm estrogênio natural. Quando pergunto como ele sabe tanto a respeito da menopausa, ele diz com muita naturalidade que sua namorada está passando por ela. Antes que eu me engasgue no espumante, ele dá uma piscada e diz: "A mãe dela está passando pela menopausa." Seus fiéis seguidores do naturalismo começam a chegar para o almoço e vejo que está na hora de deixar o Paladar de Jade. Michael e seu divino fogareiro têm outros paladares para agradar.*

Não estava bem certa se a Espumante Onda de Calor podia substituir o estrogênio, se as algas marinhas substituiriam o leite, ou se a ioga eliminaria meus suores noturnos. Sabia apenas que o chá era refrescante, as algas marinhas eram salgadas e a ioga me fazia sentir muito bem. Com ela, meu corpo produzia tranqüilizantes naturais e eu estava muito mais relaxada. Mas isso não bastava. Precisava de mais que uma precipitação de endorfinas. Algo que estivesse menos na moda e fosse mais direto ao ponto. Que fosse mais tiro-e-queda que a ioga. Que agisse mais rápido e proporcionasse alívio imediato. Praticava ioga cinco vezes por semana e no entanto os sintomas de menopausa persistiam. Dominava todas as posturas específicas para a menopausa, inclusive a difícil postura da vela, mas pelos meus últimos cálculos faltavam outros 839.808 exercícios para eu conseguir atravessar a menopausa. Era hora de experimentar outras alternativas naturais.

Sei que poucas pesquisas foram realizadas sobre as alternativas à TRH e que a maior parte das histórias de sucesso não foram submetidas aos estudos duplo-cego, que são a base da medicina científica, mas precisaria estar totalmente cega e ter minhocas na cabeça se ignorasse o sucesso que Millie, Joan, Sharon, Dottie e Ruth tiveram com suas experiências alternativas.

Elas não eram exóticos casos isolados. Não tinham sido seqüestradas por marcianos. São mulheres inteligentes, sensatas, racionais, profissionais responsáveis, práticas, na média dos 2,6 filhos por casal e 1,5 carros. Não acreditam em vudu nem gastam dinheiro com óleo de cobra não reembolsável pelo Seguro Saúde. Não se deixam impressionar por mascates que entortam colheres, com curandeiros e sacrifícios de galinhas. Não usam braceletes de cobre, não lêem folhas de chá, não freqüentam sessões espíritas, não têm mesas Ouija nem cartas de tarô, nem telefonavam para linhas 900 para consultar astrólogos e sensitivos. Essas mulheres não são únicas. Na verdade,

---

* Ver receitas Cordon Bleu para o fortalecimento de ossos de Michael Abhaile na seção de notas, no final do livro. (N. do E.)

80% das mulheres menopáusicas não tomam hormônios. Algumas por razões médicas, outras por razões pessoais. A medicina convencional é apenas mais uma alternativa. Não é a única opção.

As alternativas não são 100% seguras, mas o estrogênio também não é. Nenhuma delas foi estudada com a precisão do duplo-cego, mas muitas passaram no teste do tempo. A acupuntura existe há 4.500 anos, a ioga há 5 mil. O mundo utiliza as ervas há milhares de anos, muito antes de os médicos inventarem as salas de espera e a criação do seguro contra imperícia médica. Depois que se consegue ficar de ponta-cabeça na postura da vela, percebe-se que há mais de uma maneira de deter uma onda de calor.

8
Inteiramente nas mãos deles

Meu marido comprou uma pequena casa de praia em St. Augustine, Flórida, a cidade mais antiga dos Estados Unidos. Tem mais de 400 anos, mas não é menopáusica. No último ano passei por mais mudanças que St.Augustine, desde que foi fundada pelos espanhóis em 1565.

Eu estava morando na praia, evitando o leite e bebericando a Espumante Onda de Calor, mas a mudança no meu estilo de vida teve poucos efeitos sobre minha mudança-da-vida. Minha vagina continuava seca e as ondas de calor surgiam diariamente com a pontualidade e a força das marés. A única diferença é que agora tinham vista para o mar. Eu estava desanimada, mas não desistia. Continuava determinada a encontrar uma alternativa para o estrogênio.

Quando contei ao meu marido que estava pensando em adotar uma abordagem não-médica, mais espiritual e holística para a minha menopausa, ele não cooperou nem um pouco: "Você não acredita nessas bobagens de Nova Era, não é?" Falava como se eu estivesse me referindo a duendes e fadas. Com relação à medicina, meu marido é mais conservador que a American Medical Association. Ele acredita que se alguém não é um médico diplomado, é uma fraude, um charlatão, um shamã, um herdeiro de Rasputin. "Por que você não procura um médico de verdade e não esses sujeitos que conseguiram diplomas em escolas que anunciam em caixas de fósforos?"

Quando mencionei que a medicina holística existe há muito mais tempo que os médicos e o golfe, ele não se impressionou.

"Se eu estiver doente, não vou querer que um recém-formado na Escola de Motoristas de Caminhão e Cura Magnética de Cincinatti ponha as mãos nos meus *chakras*. Se eu tiver pneumonia vou até a farmácia, e não a uma loja de produtos naturais, e engulo doses elevadas de penicilina, não chá de ervas. Quando você está doente quer remédios, não meditação."

Eu concordo, mas não estou doente. Não tenho uma doença. Para um médico, sou uma mulher faminta de estrogênio com ovários decadentes e uma vagina senil. No meu caso, o inimigo é a natureza. Eu não preciso de médico. Preciso de alguém que me trate como uma mulher normal e saudável, mas na menopausa.

Ele não entende: "Você acha que deve acreditar cegamente num sujeito que fez cursos de fins de semana, manda comprar cristais e ligar pela manhã? Acha que realmente vai ajudá-la?" Ele estava longe de entender. Era preciso muito mais fé para consultar um médico. Eu digo a ele que só um louco deixaria um estranho mascarado fazê-lo dormir, abrir seu corpo, tirar alguma coisa lá dentro, costurá-lo e cobrar uma quantia que ninguém pode pagar. A menopausa não é uma coisa contra a qual eu tenha que lutar e deva matar ou eliminar. Não preciso de uma intervenção armada, e sim de resistência passiva.

Minha cabeleireira, Sylvie, uma vegetariana bastante espiritualista, sugeriu que eu visitasse Hilda, uma curandeira espiritual. Segundo Sylvie, Hilda era autêntica: "Ela foi atingida por um raio aos 3 anos de idade, aos 4 meditava e aos 5 curava animais de estimação. Já escreveram sobre ela no *National Enquirer*". O *National Enquirer* não é exatamente o *New England Journal of Medicine*, mas me deixou impressionada. Acho que se deve procurar uma segunda opinião mesmo em se tratando de cura pela fé, então fui me informar. Conversei com algumas pessoas satisfeitas que tinham sido curadas por ela e todas disseram a mesma coisa: "Deixe a Hilda pôr as mãos na sua menopausa".

Meu marido não acredita no poder da mente sobre a matéria. "Se quero parar o carro, uso os freios e não os pensamentos", resmungou. Ele não vê sentido nisso. Para mim, não importa. Estava na hora de procurar uma intervençãozinha espiritual.

Hilda mora numa casinha perto da praia, construída sobre pilastras e castigada pelo tempo. Ela me recebe à porta, segurando nos braços um macaquinho peludo. O macaco está usando um aventalzinho de mangas bufantes. Ela não menciona o macaco, nem eu. Hilda tem o olhar inconfundível de uma cigana. Mas não está usando nenhuma fantasia, nem parece uma charlatã. É muito doce, sincera e séria. Dentro da casa, estão os apetrechos essenciais da curandeira: incenso, cristais, velas e música de fundo espiritualista. Para meu alívio, ela deixa o macaco e me conduz a um *futon* de cetim brilhante, onde conversamos sobre ondas de calor, secura vaginal, suores noturnos e insônia.

Hilda tem regras bem-definidas com relação ao sono. "No hemisfério Norte é adequado dormir com a cabeça voltada para o norte, para que o fluxo das correntes magnéticas corra paralelamente à coluna. No hemisfério Sul, a cabeça deve voltar-se para o sul, e na zona equatorial, para o leste. Se você harmonizar a direção do fluxo de suas energias com as energias da Terra, evitará conflitos e terá um sono perfeito." Tentaria isso quando chegasse em casa.

Hilda sentiu que poderia diminuir o calor das minhas ondas através de toques, preces e de seu tipo especial de energia curativa. Eu estava cética, mas o que tinha a perder? Ela me levou até uma mesa comprida no meio da sala. Subi na mesa e deitei. Muito lentamente, ela começou a passar as mãos sobre o meu corpo, explorando os meus campos de energia. Ela encontrou "tinidos e zumbidos" ao redor de meus ovários e em todo o meu sistema reprodutor. Então, convocou os espíritos apropriados e forneceu os detalhes de meu problema. Depois de informá-los, começou o ritual. Colocou as mãos sobre meu corpo e implorou ao padroeiro da menopausa e aos espíritos dos suores noturnos, ondas de calor e secura vaginal que aliviassem meus sintomas, desbloqueassem minha energia, liberassem meus canais, me curassem, me tornassem fresca e úmida. Foi tudo muito embaraçoso, mas eu não pretendia ferir seus sentimentos; e talvez funcionasse. Milagres acontecem. Eu dizia a mim mesma: "Não seja tão cínica. Entregue-se". Assim, deixei-me levar, e uma hora depois estava acabado.

Ainda em êxtase, Hilda lavou as mãos com sabão líquido para limpar as minhas vibrações ruins e energia doente, abriu uma garrafa de água benta de boa safra e brindou à ressurreição da minha vagina. Fiquei arrepiada como se ouvisse o Hino Nacional. Meia hora depois eu estava ardendo novamente. Naquela noite, descobri que não era prático dormir com a cabeça voltada para o norte. Os pés do meu marido ficavam na minha boca.

A terapia de Hilda não funcionou para mim, mas não colocou minha vida em risco; além disso, acredito que a idéia de liberar a energia bloqueada tenha o seu valor. Na verdade, a liberação de energia bloqueada é parte importante de diversas formas de cura não ocidentais, inclusive a medicina védica.

O vedismo é a última novidade em medicina ancestral. É um sistema de cura indiano que existe há 5 mil anos. A caminho do centro védico espero encontrar, num ambiente muito tranqüilo, um místico de cabelos longos e barba, vestindo túnica cor de açafrão e sandálias. Mas quando entro na sala e descubro que é qualquer coisa menos tranqüila. Está passando por uma grande reforma: escadas, ferramentas, tintas, argamassa, ardósia e lonas ocupam uma parte do que já foi uma sala de espera. Inspecionando a bagunça está o médico. É um homem muito alto, com cabelos muito curtos, mais *yuppie* que iogue, usa suspensórios, gravata e camisa social. Mas está sem sapatos. Não sei se por motivos religiosos ou devido à reforma. Não pergunto. Ele me recebe de meias, com as palmas das mãos unidas, cotovelos afastados do corpo como se estivesse orando, meditando ou prestes a estalar os nós dos dedos. Pede desculpas pela desordem e explica que é para atender melhor seus pacientes. "Estamos instalando uma nova unidade de terapia *Panchakarma* com um serviço de *Swedena Shirodhara* e outro de *Udvartana*." Eu balanço a cabeça, muito impressionada, embora não tenha a menor idéia do que ele esteja falando.

Ele me conduz a um moderno escritório acarpetado de bege-claro e pede que eu tire os sapatos. Não sei se por motivos religiosos ou devido ao carpete novo. Novamente, não pergunto. Obediente, tiro os sapatos e respondo a muitas perguntas pessoais sobre alimentos quentes, temperatura fria, impulso sexual, sonhos, atitudes com relação ao dinheiro, hábitos de sono, alimentos preferidos, indigestão, digestão e excreção.

Ele explica que essas informações pessoais o ajudam a diagnosticar os meus desequilíbrios e lhe permitem elaborar um tratamento adequado ao meu tipo. Para descobrir a que tipo pertence meu organismo, ele precisa fazer um diagnóstico através do meu pulso — antiga técnica védica que determinará se sou *pitta*, *kapha* ou *vatta*, as três forças, ou humores que controlam a mente e o corpo. *Pitta*, que é fogo, governa a função digestiva; *kapha*, a água, determina a força biológica, e *vatta*, o ar, controla o sistema nervoso e o processo de eliminação. Quando essas forças vitais, ou *doshas*, estão equilibradas, tem-se uma saúde perfeita.

Após examinar meu pulso durante alguns minutos, ele determina que sou do tipo *vatta*. *Vatta* é ar, mas as minhas ondas de calor são *pitta*, fogo. Ele decide me tratar não como uma *vatta monodoshica* mas como uma *vatta bidoshica* — uma *vatta/pitta* com ênfase em *vatta*. "O tratamento deve ser individual para cada pessoa. Essa é a diferença entre a medicina védica e a convencional." Agora que ele descobriu os meus desequilíbrios básicos, apresenta um programa que irá restaurar o meu equilíbrio e fazer com que minhas *doshas* convivam novamente em harmonia.

Eu tenho predominância de ar, portanto, devo ingerir alimentos e escolher um estilo de vida que diminua as *doshas* de ar (*vatta*) e aumente as *doshas* de fogo (*pitta*) e água (*kapha*). Mas não posso aumentar demais a minha *dosha* de fogo, porque isso estimularia minhas ondas de calor. Ele me recomenda alimentos quentes, gordurosos e com sabores predominantemente doces, azedos e salgados. Devo evitar os alimentos predominantemente picantes ou amargos. Ele me dá uma lista de alimentos que posso e não posso comer.

Depois, diz que preciso tomar ervas, minerais e chás, vendidos por ele. Finalmente, escreve uma lista contendo uma rotina detalhada que deve ser seguida para equilibrar minhas *doshas*. A rotina diária inclui "evacuação matinal dos intestinos e da bexiga, massagem com óleo na cabeça, corpo e solas dos pés, chá de ervas, gargarejo com óleo de gergelim e meditação." À tarde, devo descansar um pouco após um almoço balanceado *pitta/vatta* e praticar meditação. Ao anoitecer, mais alimentos equilibrados, aromaterapia, uma caminhada relaxante e dormir cedo. Não devo trabalhar, ler, ficar em pé ou assistir à televisão durante as refeições. Não devo comer muito rápido nem muito devagar, e as refeições devem ser balanceadas, incluindo todos os sabores prescritos. Devo evitar refrigerantes gelados e tomar um copo de água quente a cada hora. Se eu seguir as instruções, ele garante que os meus *doshas* irão se equilibrar, terei uma saúde perfeita e a minha vagina seca e as minhas ondas de calor desaparecerão. Devo voltar dentro de um mês, para que ele faça um acompanhamento dos meus progressos.

Esse é um compromisso importante, um estilo de vida, um emprego em tempo integral. Mas estou disposta a tentar. Calço os sapatos e vou para casa seguir as instruções ao pé da letra. Não sei o que fiz, mas minha *vatta* foi despertada. Comecei a sentir o furacão Sant'Ana passando por meu corpo. Ele crescia, passando de uma brisa morna e suave para uma força poderosa superaquecida, de alta velocidade, que provocava um turbilhão dentro de mim. Antes que eu perceba, minhas *doshas* estão fora de controle. Minhas *vattas, pittas* e *kaphas* começam a dançar, saltar e girar dentro de mim com a força e a fúria de um tornado. Por alguma razão, o meu ar está alimentando meu fogo, o que é demais para a minha água. Há uma tempestade de fogo ardendo dentro de mim que não consigo deter. Fogo, ar e água jorram de cada orifício de meu corpo e começo a sentir ondas de calor a cada minuto. Estou sendo impelida a jato. Os meus humores estão enfurecidos, e isso não tem nenhuma graça. Trata-se de uma emergência védica. Estou sofrendo um derretimento das *doshas*.

O que fiz de errado? Será que alimentei demais minha *pitta* e deixei minha *vatta* esfomeada? Será que usei muito óleo de gergelim? Tomei pouco chá de ervas? Não pratiquei bastante meditação? Talvez toda aquela água quente tenha aumentado a minha *vatta* e diminuído a *pitta*, ou talvez eu nem mesmo seja uma *vatta/pitta*; quem sabe eu tenha um pouco de *kapha* em mim. Será que sou *tridoshica*? Não sei. Não sou especialista e preciso falar com alguém que seja. Não existe um telefone védico direto e faltam 29 dias para minha próxima consulta. Mas duvido que consiga sobreviver a mais uma noite como essa. Imediatamente, interrompo o que estou fazendo e ligo para o médico. Ele não está, mas deixo um recado urgente em sua secretária eletrônica e tento pacificar meu delicado equilíbrio *dosha* até voltar a falar com ele.

Quatro dias depois, o médico retorna a ligação. Quando lhe conto sobre minha noite de mil ondas de calor, ele fica extasiado. "Está funcionando! A casa do seu corpo está sendo purificada!" "Doutor, temo que a casa do meu corpo esteja sendo destruída." Eu não acredito em vitórias de Pirro. Para mim, basta. Suas teorias podem lidar com tanta água, mas eu não. Estava na hora de dizer *adios ao vedismo*.

Após minha experiência védica, sentia-me um pouco temerosa de minha próxima aventura. Queria deixar minhas *doshas* em paz por algum tempo, portanto, uma terapia com massagens parecia uma escolha mais segura, inofensiva e lógica. Após conversar com diversos adeptos da Nova Era, decidi tentar a acupressura. A acupressura tem suas origens na China antiga. Usa basicamente as mesmas técnicas da acupuntura, mas em vez de agulhas usa a pressão dos dedos em pontos específicos do corpo para aliviar a dor, diminuir a ansiedade e proporcionar alívio a muitos problemas, inclusive a menopausa.

Minha massagista, Joann, trabalha num espaço que eu descreveria como "cenário". Entra-se na casa dela, que também é seu consultório, e ouve-se os sons da selva vindos de alto-falantes ocultos; os óleos que ela usa em seu corpo invadem a casa e os sentidos com deliciosos aromas de amêndoa, baunilha e jasmim. São aromas relaxantes e estimulantes que em nada lembram as fortes fragrâncias que exalam das revistas de moda e dão dor de cabeça.

Joann é uma jovem bonita, etérea, vive em perfeita harmonia com três gatos, um namorado e um periquito. Ela sente que pode ajudar a diminuir a intensidade de minhas ondas de calor, fazer-me dormir mais profundamente e energizar-me. Quando lhe digo que é só o que quero, ela me faz deitar numa mesa, cobre-me com um lençol e começa a terapia.

Enquanto estimula os pontos de pressão, vai descrevendo-os. Cada ponto tem um nome mágico, e com seus dedos ela me conduz através deles como se fossem paradas do Expresso do Oriente espiritual. Vamos da Travessia dos Três Yin ao Vale Afundando e à Fonte Falante. Paramos no Buraco dos Bambus e na Ilha do Meio, mudamos em direção ao Eixo Celestial, continuamos até o Vale Penetrante, o Abismo Imenso, o Osso Capital, o Lago Yang e o Portal das Nuvens, e terminamos na Extremidade de Yin. É uma viagem maravilhosa e energizante, e quando saio de lá penso que encontrei a luz no fim do túnel. Infelizmente, ao chegar em casa descubro que a luz era apenas outra onda de calor.

A acupressura não deteve minhas ondas de calor, mas após algumas sessões comecei a dormir melhor e ter mais energia. Ela também aumentou minha confiança nas abordagens alternativas à menopausa. Quando retomei um "estado de espírito corajoso", Joann sugeriu que eu tentasse a reflexologia, que ela também praticava. A arte da reflexologia baseia-se na teoria de que determinadas áreas dos pés estão diretamente relacionadas a outras partes do corpo e, ao estimular essas partes através dos pés, pode-se conseguir a cura da parte correspondente. Ela tem sido utilizada com sucesso nos problemas menstruais e menopáusicos. Confiando totalmente em Joann, decidi colocar os meus pés em suas mãos, mas meu coração estava na boca.

Deito numa mesa e encolho-me de dor enquanto Joann usa as solas dos meus pés para chegar ao âmago dos meus problemas. Ela segura meu pé em sua mão e brinca com ele como se fosse um controle remoto de televisão, pressionando pontos e mudando de canal com a velocidade e a freqüência de um impaciente telespectador. Percorremos as partes do meu corpo como se fossem programas de alguma televisão da era espacial. Vamos do coração para os pulmões e até os ovários, voltamos ao coração e verificamos meu fígado. Vemos o que está passando nos rins, no cólon, bexiga e baço. É excitante, porém doloroso. A pressão profunda, necessária para ligar cada parte do corpo, é desanimadora. Joann diz que só dói na primeira vez e que eu me acostumarei. Mas a dor me deixa nervosa, e a primeira vez acaba sendo a última. Concordamos que a reflexologia não é para mim. Talvez a acupuntura seja. Joann sugere que eu procure um acupunturista com quem ela trabalha. "Tente e veja o que acontece."

O acupunturista mora e trabalha numa singela casinha de madeira. Dentro, a casa é moderna, mais para um estilo Ethan Allen que Dinastia Ming, e o acupunturista, J.Scott Norton III, é ocidental, não oriental. Enquanto ele me conduz ao consultório, passamos por sua esposa e as filhas gêmeas, que estão na cozinha tomando suco. Depois de uma hora conversando sobre o meu estilo de vida, minhas emoções e meus hábitos alimentares, ele toma meu pulso para verificar meus desequilíbrios. Após um longo e cuidadoso exame do pulso, ele diz que o *yin* do meu rim está péssimo. Na cura chinesa existem seis órgãos *yang* ou "côncavos" e seis orgãos *yin* ou "sólidos", e o rim é um deles. "Há muito fogo no seu rim", diz ele. Como entendo de *yin* e *yang* e fogo no rim tanto quanto de teoria da relatividade, permaneço em silêncio, enquanto ele diz que ao estimular determinados pontos com as agulhas pode equilibrar meu *yin* e *yang*, manter os meus meridianos desbloqueados e fazer com que minha força vital, ou *chi*, flua livremente.

Detesto a idéia de usar agulhas, mesmo que sejam descartáveis, mas no momento estou empenhada na menopausa sem estrogênio. Fecho os olhos enquanto ele espeta os meus pulsos e tornozelos com pequenas agulhas. As agulhas me fazem pular quando são introduzidas e, quando estão colocadas, tenho consciência da sua presença. Durante os vinte minutos seguintes, fico sentada como se fosse um alvo humano para dardos enquanto ele explica o resto da terapia.

J.Scott Norton III diz que estou ficando sem o *qi* do rim, que é a minha essência, o que afeta meu impulso sexual e a reprodução. Quando a essência do rim diminui, provoca ondas de calor, vagina seca, perda da libido e osteoporose. "De acordo com a tradicional medicina chinesa, quando uma mulher amadurece, essa essência diminui, o sangue enfraquece e ocorre a menopausa." Juntamente com a acupuntura, ele receita ervas que irão fortalecer os meus rins e reabastecer minha essência. As ervas são *rehmania* cozida, *cornus* e *dioscorea* moída. Ele também recomenda outras, cujos componentes são semelhantes aos do estrogênio, chamadas fitoestrogênios, e que nutrirão meus ovários e as glândulas supra-renais. "Elas são menos potentes que o estrogênio e não apresentam efeitos colaterais, se utilizadas corretamente." Essas ervas são alcaçuz, raiz de inhame selvagem, actéia negra, raiz de unicórnio, e *dong quai*, a rainha das ervas para os males femininos. Quando ele retira as agulhas, sinto-me ótima. Não tenho certeza se estou me sentindo bem porque as agulhas estavam espetadas em mim, ou porque agora estão fora de mim.

Durante os meses seguintes, fui mais espetada que um quadro de avisos de supermercado. Juntamente com a acupuntura, tomei ervas de todos os tamanhos e formatos. Comprava-as frescas, secas, em folhas de chá, em saquinhos, tinturas, cápsulas e comprimidos. Colocava-as em bebidas, em comidas e diretamente na boca. Eu as mordiscava, engolia e cheirava. Fazia de tudo para que as raízes e agulhas funcionassem; mas não funcionavam. Por alguma razão, elas não conseguiam desbloquear meus meridianos.

Scott chegou a tentar a "moxabustão", na qual uma erva chamada moxa é colocada numa agulha, queimada e colocada num determinado ponto para estimular o *qi*. Lembra um espetinho de ervas em chamas e tem a mesma eficácia. Parecia que quanto mais agulhas ele colocava em mim, mais buracos eu ganhava para a saída dos meus suores noturnos. A acupuntura e as ervas funcionaram durante milhares de anos, mas não sei por que não funcionavam comigo. Além da acupuntura, eu estava recebendo muitas alfinetadas de meu marido, o cínico. Era muito desencorajador.

Quando disse a Scott o que estava sentindo, ele me relembrou que era preciso algum tempo para que o corpo recuperasse o equilíbrio naturalmente. Depois de mais um mês, paramos com as ervas e a acupuntura e tentamos a homeopatia. Esta baseia-se no princípio de que "os iguais se curam". Os medicamentos contêm doses mínimas de substâncias naturais, que em doses maiores provocam os sintomas dos quais estão tratando. Não tenho certeza de como se engarrafa uma onda de calor, mas tentarei. Para as minhas ondas de calor, Scott receita sépia, extraída da tinta da lula. Os glóbulos brancos e redondos não funcionam. A seguir, tomo-os combinados: *sulphur, lachesis, agnus, ignatia, cimicifuga* e mais *sepia, sulphur* e *lachesis*. Não se engolem os comprimidos de homeopatia; são colocados sob a língua até dissolver e não dissolvem rapidamente. Um dos efeitos colaterais é dificuldade para falar, quando se quer conversar enquanto se espera que os comprimidos dissolvam. Infelizmente, esse foi o único efeito que os glóbulos fizeram; eu continuo ardendo e suando.

Os esforços combinados da acupuntura, ervas, homeopatia, J. Scott Norton III e eu, tiveram pouco efeito sobre minha essência, meus meridianos, minha força vital, meus *yin, yang, qi* e *chi*. Já estava se tornando um problema pessoal, também para ele. Sentia-me mal porque ele se sentia mal, e ele sentia-se mal porque eu me sentia mal. Quando isso acontece, é hora de ir embora, apesar de você se sentir mal porque ele vai se sentir mal porque você está indo embora. Mas iria me sentir pior se não fosse. Portanto, fui.

Eu já tentara tudo e nada funcionava. Quando sugeriram que eu tentasse a hipnoterapia, imediatamente recusei. Quando criança, assistia pela televisão a muitos desses hábeis hipnotizadores de *nightclubs*. Não estava disposta a permitir que um espertinho me pusesse em transe e me fizesse grasnar como um pato, mesmo que isso pudesse aliviar os sintomas da menopausa. Talvez fosse hora de acordar e admitir que os meus sintomas não estavam desaparecendo de maneira natural nem holística, e que minha escolha estava entre o estrogênio ou nada.

Quando eu achava que já esgotara todas as opções e que a minha excursão mágica e misteriosa havia chegado ao fim, uma amiga *New Age* de Nova York insistiu em que eu consultasse o seu nutricionista. "O cara é um gênio. Ele me disse que jamais conheceu um paciente de câncer que não tivesse prisão de ventre." Isso não me comoveu.

"Isso não faz dele um gênio", eu disse. Quando ela contou que ele lhe dissera para não tomar estrogênio em hipótese alguma, pedi o número do seu telefone. Ela tocara no nervo exposto. Precisava descobrir do que se tratava.

Telefonei no dia seguinte. Ele repetiu aquilo que já dissera à minha amiga. "Nunca tome estrogênio porque provoca câncer." Perguntei o que deveria tomar. Ele respondeu que não poderia dizer até analisar meus pêlos púbicos. Analisar meus pêlos púbicos? "Preciso estar presente enquanto faz isso?", perguntei, nervosa.

"Oh, não, apenas corte um punhado deles e mande para mim", respondeu com naturalidade.

"E depois?", perguntei com a mesma naturalidade.

"Quando os resultados voltarem do laboratório, eu os analisarei, e então sentaremos e discutiremos o assunto."

"Esperarei ansiosamente", respondi, excitada. Naquela noite, cortei meus pêlos púbicos, evitando cuidadosamente os grisalhos, coloquei-os dentro de um envelope e os enviei pelo correio. Sabe, é meio estranho utilizar o correio para transportar pêlos púbicos. Nem sei se isso é legal. Eu preferiria ter enviado minhas radiografias.

Mais ou menos um mês depois, fui visitá-lo no seu consultório no Upper-Upper West Side. Digo Upper-Upper West Side porque, para se chegar ao consultório é preciso subir quatro lances de escada. Não havia nenhuma revista nem sala de espera, mas muitas vitaminas. Caixas e caixas de papelão empilhadas por toda parte. Eu me senti como se estivesse num caminhão carregado de vitaminas.

Fui recebida pelo dr. Bemmelman, um homenzinho muito bem-vestido, de aparência saudável, de mais ou menos 50 anos. Era o homem mais cheiroso que eu já conhecera. Muito fresco, muito natural, muito saudável. Enquanto ele me conduzia por entre caixas de vitaminas até sua mesa, não pude deixar de pensar qual dos dois seria melhor vendedor: o dr. Bemmelman, o Cheiroso, ou o dr. Bemmelman, o Tempero para Saladas. O dr. Bemmelman perguntou sobre meus hábitos alimentares, meus exercícios físicos e meu histórico médico. Então, abriu uma pasta e fomos direto ao assunto.

De acordo com meus pêlos púbicos, eu tinha cálcio em excesso no organismo, o que, segundo ele, poderia provocar artrite e problemas cardíacos. Deu para perceber pelo meu olhar que eu não estava acreditando muito. "Os pêlos púbicos não mentem", disse ele. E sugeriu que para reduzir meu nível de cálcio eu devia eliminar todos os produtos derivados do leite e tomar determinados suplementos que ele mesmo forneceria. Eu não queria reduzir meus suplementos de cálcio porque temia a osteoporose. Quando lhe contei que o meu exame de densitometria óssea estava muito elevado, ele respondeu que não havia nada com que me preocupar. Garantiu que se eu seguisse sua dieta alimentar e tomasse as vitaminas, ficaria em grande forma, não teria osteoporose e não sofreria os efeitos da menopausa. Parecia bastante convincente. Concordei em fazer uma tentativa. Quando eu estava saindo da sala dele, fui apresentada à sua cadelinha, uma *poodle* muito bem-vestida e saudável. Ela também cheirava bem. "Ela toma as minhas vitaminas", disse ele, orgulhoso. A cadela parecia ter uns sete anos de idade. Isso equivale a 49 anos na vida de um ser humano. Parecia-me muito bem para uma cadela na menopausa.

No dia seguinte, recebi as vitaminas e os suplementos. Eram tantas as caixas que o porteiro precisou transportá-las num carrinho. O dr. Bemmelman receitou um comprimido de selenito de sódio pela manhã, ao levantar. Após o café, mais dezoito comprimidos: um de complexo B, um de B5 e B6, um de vitamina E, um de vitamina C, um de L-cisteína, um de bromelina, três de ferro, três de zinco, um de crômio, um de magnésio, um de *echinacea*, e dois Fem-Tones, que contêm ácido ascórbico, *dong quai*, bioflavonóides, actéia negra, falsa raiz de unicórnio, raiz de alcaçuz e semente de erva-doce. Após o jantar, eu deveria repetir tudo de novo. Na hora de dormir, precisava tomar mais dois Fem-Tones e um quarto de colher de chá de óleo de progesterona e vitamina E. Deveria tomar mais dois Fem-Tones sempre que tivesse os sintomas menopáusicos. Eu estava tomando de tudo, só faltava WD-40. Era tão confuso que eu engolia os comprimidos em ordem alfabética para ter certeza de que tomara todos. Geralmente, quando se toma vitaminas, a urina fica amarelada. A minha estava fosforescente: brilhava no escuro.

Para tomar vitaminas nas doses que acabei de citar, sobra pouco tempo para fazer outras coisas. É um compromisso maior que o casamento ou os filhos. Gasta-se a maior parte do dia enroscando e desenroscando frascos, abrindo e fechando, escolhendo e separando, embrulhando e desembrulhando, organizando e reorganizando comprimidos. Sua casa é invadida por pequenos frascos. Eles estão por toda parte — nas prateleiras, nos armários, atrás dos móveis, na geladeira, nas gavetas, debaixo da cama, nos bolsos, na bolsa e na alma. É uma obsessão. Tudo gira em torno de As e Es e Des e Ces e Bes e água e engolir. Além de isso não ser vida, é muito caro.

As despesas eram mais difíceis de engolir que os comprimidos — cerca de 300 dólares por mês, sem contar as horas de trabalho gastas para separar, engolir e reorganizar as fases.

Durante três semanas os meus sintomas menopáusicos desapareceram completamente. Fiquei encantada. Valera a pena. Na quarta semana eles voltaram. Fiquei arrasada. Telefonei para o dr. Bemmelman. Ele me mandou continuar o regime alimentar e aumentar a dose de Fem-Tone. Não funcionou. O fato de estar tomando todos aqueles comprimidos estava provocando diarréia, fazendo-me perder peso e ter enjôos, além de as despesas provocarem náuseas também em meu marido. Alguns meses depois, desisti do programa, com exceção de um pouco de vitamina E, C, e complexo B. No final do ano, fiz outra densitometria óssea. Ela mostrou que eu perdera um pouco de massa óssea. Aprendi uma valiosa lição com isso tudo: não dê ouvidos a amigas adeptas da Nova Era, a nutricionistas perfumados e nem a pêlos públicos.

Eu procurava a fonte da juventude em todos os lugares, e na realidade ela estava sob o meu nariz, em St. Augustine. A fonte mágica cujas águas podem trazer a juventude eterna a todos que dela bebem e nela se banham está localizada há pouco mais de alguns quilômetros de onde moro. Essa mesma fonte atraiu Ponce de Léon a St. Augustine em 1513, e quase quinhentos anos depois atraía a mim.

A fonte da juventude fica num lindo parque próximo ao mar. Uma grande estátua de Ponce vigia a fonte. Quando se caminha em volta dela, por sobre a grama verde e viçosa, cercada de antigas magnólias e musgo, percebe-se que a obsessão com a juventude não é novidade e nem particularmente norte-americana. Os espanhóis a procuraram muito antes de Elizabeth Arden, Estée Lauder e Helena Rubinstein. Ponce de Léon não esteve na América atrás de ouro, especiarias ou menopausa. Veio procurar a juventude. Está em nosso sangue e em nossos genes. É a nossa herança.

Enquanto caminho pela área reservada a piqueniques em direção à loja de *souvenirs*, onde se vende a água da "juventude", percebo algumas crianças comendo numas mesas. Seriam elas fregueses satisfeitos que vieram de carro e voltariam para casa em carrinhos de bebê? Quando entro na loja, a resposta é óbvia: todos os funcionários têm mais de 60 anos e aparentam a idade. Assim mesmo, compro meio galão da água da juventude. Bebo tudo. Não funciona. Mas isso nós já sabíamos.

9
Sexo, mentiras e menopausa

As ondas de calor hormonal continuavam. Numa única tarde fico mais "quente e molhada" que a heroína de um romance barato. Infelizmente, apenas em conseqüência das ondas de calor, não de sexo ardente. Meu marido não procura mais o meu ponto G; só procurava um ponto seco. A queda no nível de estrogênio também deixou minhas paredes vaginais mais finas e secas, tornando o sexo doloroso. É difícil decidir o que vem primeiro: não desejar fazer sexo, ou não querer porque dói. Para mim, o sexo passou a ter o erotismo e o prazer de uma depilação de corpo inteiro. Não fossem as ondas de calor, não existiria absolutamente nenhum ardor em nosso relacionamento. Os pássaros fazem. As abelhas fazem. Nós não fazemos.* A menopausa teve um efeito mágico em nossa vida sexual: fez com que ela desaparecesse. Só restam vestígios de minha antiga vagina. Ela é tão essencial à minha vida sexual quanto meu apêndice. As coisas ficaram tão desesperadoras que assistir a um filme de Madonna pode ser considerada uma experiência sexual.

O sexo sempre foi uma parte importante do meu casamento. Preferíamos o sexo a qualquer outra coisa. Não precisávamos de um motivo, de uma desculpa, de uma ocasião. Quase todos os problemas podiam ser resolvidos por mim e meu marido na cama. O sexo

---
* Referência à canção de Cole Porter, *Let's fall in love*. (N. do E.)

solucionava os problemas; agora ele era o problema. Nossa sexualidade abriu falência. Nenhum de nós conseguia ficar excitado e, como conseqüência, fazíamos amor com a constância do cometa Halley. Não faz muito tempo fazíamos sexo três vezes por semana; hoje não chegamos a uma vez por mês. Orgasmo múltiplo passou a significar sexo duas vezes ao ano.

Surpreendentemente, essa aridez sexual não parecia perturbar meu marido. Ele chegava a fazer piadas a respeito da economia que estávamos fazendo com anticoncepcionais e na conta de luz. A minha libido estava derrotada e parecia que a dele também. Decidimos não nos preocupar com nossos problemas sexuais. Encontramos novas maneiras para desviar nossa energia sexual. A academia de ginástica era um lugar perfeito. Freqüentávamos a academia sete dias por semana e gemíamos, murmurávamos, transpirávamos e resfolegávamos sobre esteiras em vez de no colchão. À noite, ele passava Gelol para dormir, e eu, creme Nívea. Confortáva-nos pensar que a ginástica acrescentaria alguns anos à nossa vida — longos anos assexuados.

Outra nova paixão era fazer compras. Passávamos muito tempo juntos passeando em *shoppings*. Entrávamos e saíamos de lojas com grande entusiasmo. Tocando, agarrando, apertando e acariciando o produto, correndo para o balcão, abusando dos cartões de crédito, fazendo compras múltiplas, gritando de êxtase ao encontrar uma pechincha e gemendo com o peso dos pacotes.

Nossas férias costumavam ser dias de sol e noites de sexo, principalmente sexo. Agora, eram dias de sol e noites de compras, principalmente compras. Nada mais erótico que ganhar um desconto de 40% numa garrafa de rum ou num relógio suíço. Voltávamos para casa cansados, bronzeados e satisfeitos.

Ele sabia o que me agradava, e eu sabia o que agradava a ele. Tornamo-nos menos românticos e mais pragmáticos. No Dia dos Namorados, eu costumava usar roupas íntimas sensuais e perfumes caros. Hoje uso dinheiro. Nas datas comemorativas como o aniversário de casamento, jantávamos à luz de velas, com vinho e flores; este ano ficamos em casa, apagamos as luzes, tiramos a roupa, pulamos na cama, e depois de percorrer todos os canais de televisão, compramos uma centrífuga e um computador portátil pelo reembolso postal.

Na cama, nós nos livrávamos dos impulsos sexuais com novas obsessões. "Esse cabelo no travesseiro é seu ou meu?" "Esse ruído veio do seu estômago ou do meu?" "Eu não estou roncando, você é que está."

Nos bons tempos, nada se interpunha no caminho do sexo. Agora, o sexo estava a caminho do nada. Eu dizia: "Você quer fazer amor?", sem querer dizer isso. Ele respondia: "Sim", sem querer também, e íamos para a cama rezando para que alguma coisa nos detivesse. Qualquer coisa. Uma discussão porque ele não fechara a tampa do vaso sanitário, por exemplo, era garantia absoluta de que não faríamos sexo. Na cama, tínhamos exaltadas discussões sobre quem iria ligar a televisão e ficar acariciando o controle remoto. Se isso continuasse, logo estaríamos dormindo em beliches e nosso casamento chegaria ao fim.

Aquilo estava se transformando numa crise. O meu problema era a minha menopausa. Será que o problema dele era o nosso casamento? Por que ele não exigia nada de mim sexualmente? Por que o seu pênis estava desativado? Será que eu não era mais atraente? Será que ele queria filhos e eu não podia mais tê-los? Ele me disse que um homem saudável pode gerar filhos enquanto viver, mas para a mulher tudo acaba na menopausa. Considerei muita insensibilidade da parte dele. Tentei ignorar, mas não consegui. Eu lhe disse que ficara magoada e estava muito insegura. Ele respondeu que não quis dizer nada com isso e que não me preocupasse. Eu não estava preocupada. Eu estava histérica! Já que eu não podia mais ter filhos, talvez ele desejasse uma jovenzinha casadoura, de saltos altos e minissaia, com óvulos suficientes para povoar uma cidade toda.

Será que não sou mais atraente porque não tenho mais óvulos e fui excluída do mercado de trabalho? Será que agora faço parte da classe das mulheres sem rosto, grisalhas, não reprodutoras e de meia-idade? Terei desvanecido como um velho soldado? Ou será que sou sexualmente invisível? Se me olhar no espelho, não verei ninguém? Minha confiança desapareceu. Se estou num restaurante e um homem me olha, pergunto-me se é para mim que ele olha ou para o que estou comendo. Será que ele está me imaginando sem roupas, ou tendo fantasias com o tempero da minha salada? Eu sou uma mulher menopáusica de meia-idade, casada, com ondas de calor, vagina seca e nenhuma libido, e mesmo assim gostaria que esse estranho estivesse tão ávido de mim quanto de meu sanduíche. Recuso-me a ser uma mulher de meia-idade invisível.

O que devo fazer? Devo agir de acordo com a minha idade, ou não? Devo vestir-me como Madonna ou como Bárbara Bush? Ser Cher ou a rainha Elizabeth? Só quero continuar vivendo e ter minha própria identidade. Não quero passar o resto da vida como se tivesse perdido minha carteira com tudo dentro.

Estou paranóica. Agora que minha vida sexual desapareceu e sou sexualmente invisível, aposto que meu marido já encontrou uma garota de 20 anos chamada Jennifer, Melissa ou Heather. Os homens fazem coisas estranhas na meia-idade. Primeiro, agem como bebês.

Depois, começam a andar com bebês. Não querem crescer nem envelhecer. Na busca da eterna juventude, juízes deixam seus postos e viram comediantes, palhaços abandonam o circo e viram deputados. Outros aderem ao movimento masculino. Nos fins de semana vão para locais ermos, levando machado e telefone celular, na esperança de que chorar, dançar, tocar tambor e desfrutar a companhia de homens vá revitalizar suas gônadas e despertar o selvagem que têm dentro de si. Outros abandonam a mulher e começam a sair com a namorada do filho.

Não sei por que homens de meia-idade não responsabilizam a força da gravidade, e sim a mulher, pelo pênis caído e a morte do sexo. Acham que uma amante mais jovem fará ressuscitar seu corpo e a vida sexual. Preparam-se para isso restaurando os dentes, tingindo o cabelo, furando as orelhas e abrindo os botões da camisas, na esperança de trocar a velha mulher e a velha caminhonete por uma jovem e uma motocicleta novinhas. Não sei por que eles acham que fazer sexo com mulheres mais jovens os fará esquecer da próstata e do Pritikin, ou que os Guns N'Roses lhes trarão de volta a potência da juventude.

Será que meu marido estava se transformando num clichê da crise da meia-idade? Até então eu não percebera nenhum sinal claro de histeria hormonal. Ele não tem se arriscado a seguir escandalosamente a moda e não parece ser infiel. Não toma banho, não faz barba e nem passa gel no cabelo antes de tirar o lixo, para voltar cinco horas depois cheirando a sabonete de motel. Mas isso não quer dizer nada. Uma amiga que estava muito tranqüila com seu marido dentista teve um despertar amargo numa manhã em que o marido acordou gritando, "Tudo não passa de dentes!", e em seguida fugiu para o Oregon com uma garçonete, onde iria confeccionar sandálias e "se encontrar".

Se meu marido precisar se encontrar, tudo bem. É melhor que ele não vá se encontrar com uma outra, porque se eu o encontrar com outra, ele vai se encontrar sem esposa. No estado em que estou, espero não ter que enfrentá-lo, pois se isso for verdade, não sei como irei reagir. Eu costumava ter todas as respostas, agora só tenho perguntas. Não quero revelar minha paranóia a meus amigos, mas preciso conversar com alguém. Não qualquer pessoa. Uma mulher. Uma mulher sábia. Minha vizinha, Karen, que acabou de ter um parto natural em sua casa, sugeriu-me conversar com sua parteira. "Ela já viu de tudo", disse Karen. Eu tinha a impressão de que parteiras eram coisa do passado, como as matronas das bilheterias de teatros, jogadoras de *mah-jong* e modelos de peitos achatados. Talvez seja a hora de conhecer uma parteira de meia-idade.

Imaginava uma parteira como alguém que chega na casa da gente numa carruagem, usa touca e pede-lhe para rasgar lençóis e ferver água. Para minha surpresa, a parteira moderna tem seu próprio escritório, dirige um Volvo, é licenciada pelo Estado e usa *bip*. Imediatamente reconhece-se a parteira em Tina. Ela nasceu para isso. É carinhosa e inteligente, tem uns 40 anos de idade, mas uma parte dela ainda continua nos anos 60. Usa flor nos cabelos, vestido longo e tem a espiritualidade de um anjo. É muito difícil falar de vida sexual com uma estranha, mas no momento em que a vi, Tina já era uma amiga. Quando digo que não estou grávida mas menopáusica, ela solta um "Uau!", bem à moda dos anos 60.

Pacientemente, ela ouve minha triste história sobre a desumanidade do homem em relação à mulher, ao declínio e queda do pênis e de nossa vida sexual. No final, ela garante que não sou a única esposa da América do Norte que não faz sexo e não sente desejo. Após o parto, muitas têm problemas semelhantes; a gravidez, o parto e a menopausa têm efeitos psicológicos e físicos semelhantes na mulher e em seus relacionamentos. Em ambos os casos ela está à mercê dos seus hormônios.

Quando Tina falou sobre perda de libido, sexo doloroso, autoimagem prejudicada, vagina seca, intensas mudanças de humor, descontrole hormonal, pêlos despontando em lugares estranhos, pele descorada, queda de cabelo, mau humor, irritação, depressão, incontinência urinária e noites insones, não estava se referindo à menopausa, mas ao parto. Quanto mais ela descrevia os efeitos físicos e psicológicos da gravidez e do parto, mais eu me identificava. Elas tinham crianças, eu tinha ondas de calor. Não fosse pelo enxoval e as estrias, o efeito seria quase o mesmo. Ambas as situações nos mantêm acordadas a noite inteira, nos deixam cansadas, malhumoradas, sem interesse por sexo. Ambas consomem nossa vida e nossos pensamentos ao ponto de excluirmos o marido. Nossa obsessão e a atenção que nos é exigida só criam ressentimentos e raiva, mas nada de sexo.

Tina acha que, provavelmente, meu marido está se sentindo excluído, ciumento, cansado, sozinho, abandonado. Que está traumatizado com as ondas de calor, os suores noturnos, a cama molhada, as noites insones e a ausência de minha libido. "Há pouco tempo, você era um afrodisíaco, agora é salitre", diz ela. Ela está absolutamente certa. Camas molhadas, vaginas secas e noites insones anestesiariam as gônadas de qualquer homem. Mesmo que ele conseguisse ignorar isso tudo e quisesse fazer sexo, para mim o prazer era equivalente a prender o dedo na porta do carro.

Quando Tina sugere que posso estar muito concentrada em minhas próprias necessidades e esquecendo do meu marido, aí acerta em cheio. Desde minha primeira onda de calor, tudo passou a girar em torno de minha menopausa. No último ano não falei noutra coisa. Estou em coma menopáusico, completamente desligada e alheia às necessidades do meu marido. Nunca lhe pergunto como passou o dia ou qualquer outra coisa. Não tenho a mínima idéia do que está passando pela cabeça dele. Raramente conversamos e, se o fazemos, falamos de mim... de mim... de mim! Meus hormônios transformaram meu marido num homem traído. Ele está em segundo plano, atrás de uma onda de calor e uma vagina seca.

Sinto-me culpada. Se ele tiver um caso com uma admiradora de crises da meia-idade, vou entender. Entenderei, mas de modo algum aceitarei. Tina tranqüiliza-me, dizendo que a gravidez e a menopausa são períodos de mudanças e oportunidades de crescimento. "A vida sexual e o casamento não precisam terminar na menopausa. Não tem que ser uma crise sem solução. Você não é uma vítima. Cuidado com isso!" Pergunto se meu marido estaria me castigando pela menopausa, e ela lembra que não é conselheira matrimonial. Digo que ela poderia ser outra dra. Ruth, ela sorri e muda de assunto. Diz que vai me mostrar como ajuda as mães recentes a a reavivarem o quarto do casal depois de darem à luz.

"Você já praticou o kegel?" "É como dançar samba?", pergunto brincando. Ela ri e diz que não é uma dança mas um exercício para o assoalho pélvico, excelente para fortalecer os músculos vaginais, originalmente desenvolvido para deter a incontinência urinária em parturientes, após o nascimento da criança. Não é meu problema, mas Tina recomenda o exercício por outros motivos. "Manter tonificados e firmes os músculos que envolvem os órgãos internos impedirá que eles caiam e haja secura excessiva. O exercício vai relaxar você e tornar o sexo mais gratificante."

Não existe nenhum vídeo da Jane Fonda com esse exercício e nenhuma máquina para exercitar o kegel. Ele só pode ser praticado por você e o seu esfíncter. Para fazer, basta imaginar que está parando de urinar e contrair com firmeza os músculos do esfíncter na região vaginal. Contraia contando até três, então relaxe. O importante é que não se necessita de nenhum equipamento, nenhuma sala de ginástica e nenhum par de tênis. Pode-se fazê-lo a qualquer hora, em qualquer lugar, desde que a bexiga não esteja cheia. Posso estar sentada no ônibus, conversando com o padre, batendo papo com as vizinhas e praticar esse exercício sem que ninguém perceba. Fazer umas cem vezes esse movimento imperceptível diariamente pode fazer maravilhas por sua vagina e pela sua vida sexual.*

---

* Os exercícios kegel estão descritos mais detalhadamente na seção de notas, no final do livro. (N. do E.)

Nas seis semanas que se seguem ao parto, o nível de estrogênio diminui drasticamente. Além disso, a amamentação faz a vagina ficar seca e sensível, tornando o sexo muito doloroso. Na mulher menopáusica, à medida que os níveis de estrogênio diminuem, acontece a mesma coisa, só que a vagina diminui de tamanho, principalmente para quem não teve filhos. Nesse caso, Tina recomenda lubrificantes naturais como óleo de oliva, germe de trigo e gergelim. Não recomenda espumas. "A espuma é para pistas de pouso de emergência, não para vaginas." A vaselina (solúvel em água) e óleos que contenham álcool também são desaconselháveis. Enquanto Tina descreve as coberturas e molhos naturais para a vagina, não posso deixar de pensar que usando essas coisas a situação estará mais para a execução de uma salada do que de uma relação sexual. Meu medo era perguntar ao meu marido depois de fazermos amor: "Foi bom para você, querido?" E ele responder: "Faltou um pouco de orégano". Para a coceira vaginal, Tina recomenda banhos com farinha de aveia: "Coloque um pouco de farinha de aveia num coador e mantenha-o sob a água quente enquanto você enche a banheira". Iria tentar, mas temia precisar muito mais que molho de salada e cereais para que minha vida sexual ficasse mais saborosa. Ao me perceber um pouco desanimada, Tina lembra que nada é para sempre. Nem enjôos matinais, nem suores noturnos, nem ondas de calor.

Saliento que gravidez e enjôos matinais só duram nove meses, enquanto a menopausa e as ondas de calor podem durar mais de nove anos. Tinta diz que sentir pena de mim mesma não ajudará em nada. Eu preciso lidar com o problema. O mais importante é fazer o que eu não estou fazendo. "Converse sobre o assunto. Quando ele chegar em casa, pergunte como foi o dia dele, como está se sentindo; e então ouça, realmente ouça."

Depois de me ajudar a parir minha menopausa, Tina ferveu água para um chá de ervas; sentamo-nos em seu pequeno escritório e nos entregamos a reminiscências. Descobrimos que tínhamos algo em comum. No verão de 1969, nós duas e mais 400 mil pessoas estivemos em Woodstock. Tina lembra-se da experiência como um "grande acontecimento". Ela foi uma criança da geração Woodstock, nua, livre e solta. Eu era uma turista de calças boca de sino e camiseta. Foi maravilhoso. Isso acontecera há 21 anos, 252 menstruações e uma menopausa, mas jamais esquecerei. Três dias de chuva, sujeira, lama, música e dolorosas cólicas menstruais. É difícil acreditar que a garota dos anos 60 tenha se transformado na mulher menopáusica dos anos 90. Eu sou apenas mais uma aquariana envelhecendo, que recentemente deixou de lado a reprodução para viver à minha maneira. Só que agora, "à minha maneira" é a menopausa.

Parece uma brusca transição desde Woodstock até a menopausa. Na verdade, nada mudara. Lá em Woodstock, há vinte e alguns anos, eu me sentia insegura, impotente e sem controle. Tentava entender as coisas e ainda hoje continuo tentando. Foram necessários quarenta e poucos anos de vida para eu aprender a lidar com os homens e o sexo. Agora que estou preparada para usar toda a minha sabedoria, sou traída pelos meus hormônios. Fiquei tão ocupada cuidando e alimentando a minha menopausa que esqueci de minha sexualidade e de meu companheiro. Estava casada com minha menopausa. Esse era o meu universo. Belo universo! E não exatamente o universo criado pelo Big Bang. Já que é realmente uma época de tentativas, farei de tudo para atravessá-la. Agora que tenho consciência do problema, vou lidar com ele. Sinto-me péssima, mas muito melhor.

Chego em casa, executo cem kegels, respiro profundamente e só então pergunto ao meu marido: "Como foi o seu dia? Você está tendo um caso?" E ele responde "Não". "Então, o que você está fazendo com seu pênis?", pergunto. "Neste exato momento, o meu pênis não é uma prioridade", ele responde. É difícil acreditar. "Você quer dizer que se uma garota de dezoito anos pulasse nua em sua cama, você não ficaria excitado?" Há uma longa pausa. Estamos pisando em terreno perigoso. Avanço rapidamente. "O que eu quero dizer é: você olha para outras mulheres?" "Claro, eu olho para outras mulheres. Só que não consigo mais enxergá-las nitidamente. Quando você chega aos 50, o mundo todo fica difuso, inclusive as mulheres." Eu pressiono. "Então você não está me traindo?" "Como poderia trair você? Minha memória está tão ruim que, se uma mulher me der o número do telefone dela, eu não conseguiria lembrar, e mesmo que anotasse, minha vista está tão ruim que não poderia ler; e mesmo que eu tivesse a sorte de ler e lembrar do número, sentiria tanto medo de ter um ataque cardíaco por *overdose* de gratificação sexual que ficaria deitado, flácido, imaginando o que eu estaria fazendo numa cama estranha."

"Você perdeu o desejo sexual?". "Não acho que o tenha perdido. Só acho que está no lugar errado. Quando você está preocupado com a idade, com o coração, com a flacidez, com a queda de cabelo, com a carreira, não tem muito tempo para cuidar de seu pênis e satisfazê-lo. Prefere deixá-lo em paz a excitá-lo. Há muitas outras coisas com que se preocupar. Estou mais interessado em me levantar do que em levantá-lo." Quando lhe pergunto como a minha menopausa o afetou, ele responde que minhas ondas de calor, suores noturnos e vagina seca não o ajudaram a se sentir propriamente jovem, viril e imortal. "Eu estava tentando ignorar minha meia-idade, e você me lembra disso todos os dias. Aprendi muito sobre mim olhando para você. Mas não estou ressentido e, definitivamente, não estou passando por uma crise da meia-idade." "Quer dizer que você está bem?", pergunto. "Eu não disse isso. Neste momento não estou preocupado em perder o cabelo, a memória, os dentes ou mesmo a ereção. O que me preocupa é perder a vida. Basta olhar em volta e vejo os homens de minha idade caindo como moscas." Ele me lembra que a expectativa de vida para os homens é de oito anos menos que para as mulheres e que sua mortalidade é muito mais ameaçadora que minha menopausa.

Quando pergunto por que está preocupado com a morte, ele me conta de um sujeito que freqüentava a academia e que teve, recentemente, um ataque cardíaco e caiu morto na esteira. "Mel tinha a minha idade, mas não era um maluco descontrolado, obeso, inchado, fumante e alcoólatra. Mel tinha ótima aparência, cuidava do que comia e exercitava-se diariamente. Tinha bons músculos, boa disposição, boa aparência e levantava mais pesos que pessoas com metade de sua idade. Ele era o meu herói. O Senhor Energia. O Senhor Perfeição. Sua filosofia de vida não vinha de livros, vinha de um par de tênis. Ele não citava Aristóteles, Platão e Sócrates, mas citava Nike, Fila e Reebok. Ele me dizia: "Faça! Se você não está aqui para vencer é porque já perdeu", ou "A vida é curta e é preciso dar duro". Ele não só professava a filosofia da ação como viveu-a ao ponto de tomar aquela esteira para o céu. A morte dele foi um tremendo choque. Antes, tudo era possível. Agora, nada é possível. Percebi que trabalhar partes do corpo não é garantia de que ele não vá morrer. Todos os freqüentadores da academia com a minha idade foram muito afetados com a morte de Mel. Ficamos todos muito chocados. Sua morte foi o assunto do dia, como o assassinato de Kennedy. "Onde você estava quando ele morreu?" Nós tentávamos entender. "Como uma coisa dessas pôde acontecer?" "Ele era tão jovem." Houve até algumas teorias sobre conspiração. Será que a esteira foi a única assassina ou alguém ajudou a matá-lo? Chegou-se à conclusão de que não foi apenas a esteira que o matou. Ela foi ajudada por outros fatores como a tensão no trabalho, a ambição e a histeria hormonal de homens de meia-idade que tentam provar que ainda são maiores, melhores e mais fortes que o cara ao lado.

"Na meia-idade, os homens sentem essa necessidade de se encontrar. Infelizmente, Mel Franklin encontrou-se morto. Suas últimas palavras foram: "Liguem para meu escritório e digam que vou me atrasar". Mel Franklin morreu a caminho do hospital. No dia seguinte, os jovens leões já tinham se esquecido. No vestiário, rapidamente retomaram as acaloradas discussões sobre o valor do *replay* instantâneo, a importância da segmentação e a sabedoria das regras do beisebol. Quando alguém perguntou o que acontecera com Mel, um deles casualmente respondeu: "O velho morreu." O velho? Eu era três anos mais velho e ele diz "o velho?" Eu fiquei perturbado, mas eles estavam tranqüilos em sua imortalidade. Na verdade, ficaram muito mais abalados com a demissão de uma jovem e bela instrutora de aeróbica que com a morte de Mel Franklin. Continuaram a levantar pesos e ingerir megadoses de ferro, como se nada tivesse acontecido. Os velhos leões, como nós, ficaram abalados. Vimos como algo pessoal. Ouvimos a chamada para a meia-idade. Percebemos que a morte é um fato da vida. Se não fossem umas flexões a mais, estaríamos no mesmo barco. Pode acontecer a qualquer momento, abrindo um pote de picles ou correndo atrás de um táxi, e não há aeróbica, farinha de aveia ou vitaminas que possam deter a morte. Ela é a verdadeira crise da meia-idade. O resto é brincadeira de criança. Fizemos uma vaquinha e enviamos à família de Mel uma coroa de flores com a inscrição: "Graças a Deus não fomos nós"; em dois dias tudo voltou ao normal, a não ser pelo fato de que os mais velhos nunca mais subiram numa esteira.

"Desde a morte de Mel, cada dorzinha adquiriu um significado sinistro. Uma dor de cabeça é um tumor, azia é ataque cardíaco. Enfiar a chave do carro no lugar errado é doença de Alzheimer. Meu corpo quer me matar e eu preciso me proteger. Não me preocupa mais a vida passando. Agora, estou preocupado com pontes de safena. Não me preocupo mais em me encontrar. Só não quero me encontrar morto. Eu vivia me incomodando com barulhos no carro, com cortes de cabelo malfeitos e impostos altos. Hoje, incomodam os ruídos do meu rim, minha têmpora latejante e as batidas do meu coração. Preocupa-me o tamanho da obstrução na minha artéria carótida criada pelas queijadinhas que eu adorava comer, saber como morreu meu bisavô e se é genético. Hoje em dia, bom para a cabeça é não ter um tumor cerebral. Nesse momento, a perda da libido e a impotência não são importantes. É difícil ter ereção quando você está preocupado com o *rigor mortis*. Quando a própria mortalidade está empurrando a gente para baixo, não é fácil empurrar o pênis para o alto."

Quando pergunto por que não me disse tudo isso antes, ele responde que fizera uma débil tentativa, mas eu já estava preocupada demais com as minhas ondas de calor, e ele já tinha muito o que fazer consigo mesmo. Perguntei por que ele não conversava sobre isso com os amigos, e ele me disse que os homens não contam seus segredos e não encaram as coisas de frente como as mulheres. "Você enfrenta abertamente sua menopausa. Fala dela comigo e com suas amigas — até com pessoas totalmente estranhas. Os homens são diferentes. Para nós, a meia-idade e a mortalidade são tratadas da mesma maneira que quaisquer outras coisas que nos deixem vulneráveis — com as negações ou os excessos, as desculpas e as agressões. Não dá para conversar sobre isso com os colegas porque ninguém seria sincero, inclusive eu. Os homens não costumam falar a verdade sobre seus negócios, sexo ou suas inseguranças. Contam histórias de pescador tentando provar que são super-homens. Desde a adolescência eu exagero o tamanho do meu pênis, de minhas conquistas e a freqüência de orgasmos. Quando eu era garoto, era comum mentir que tivera oito orgasmos à tarde e mais quatro de manhã. Jurava que ia "até o fim" com todas as garotas. Nas minhas histórias, nenhuma escapava.

"Se eu tivesse comentado com meus colegas sobre minha recente ausência de libido, ia acabar me sentindo totalmente sozinho. Mas, na verdade, nesse estágio da nossa vida, todos teríamos que fazer uma vaquinha para conseguir uma ereção. Quando o assunto é o pênis, não se dá e nem se recebe respostas diretas."

Fico espantada com sua franqueza, sinceridade e com seu sofrimento. E arrasada com minha insensibilidade e meu egoísmo. Pela primeira vez em muito tempo nosso relacionamento estava entrando em foco. Aquelas piadas que ele fazia com o controle de natalidade e com sexo eram, na realidade, apenas uma defesa contra suas próprias inseguranças e perda de libido. Para ele, minha falta de desejo não era uma frustração; era um alívio. Agora percebo que ele, como eu, sentia a mesma ansiedade e insegurança. Ele também sentia que estava envelhecendo e minhas experiências o puseram frente a frente com sua própria vulnerabilidade e mortalidade. Ele desejava minimizar as conseqüências da meia-idade. Eu as ampliava. Ele queria ignorá-las. Eu vivia fazendo com que se lembrasse dela. Ele falava em ter filhos na velhice para se convencer de que não estava tudo acabado. Assistia a partidas de beisebol não porque fosse louco pelo esporte, mas porque lhes traziam de volta a juventude. Eu fazia com que ele se lembrasse de que estava ficando velho. Eu não estava passando sozinha pela menopausa. Nós dois estávamos juntos nisso.

Era preciso resolver esse problema. Não sentíamos mais desejo sexual, mas queríamos continuar juntos e fazer alguma coisa por nossa querida e finada vida sexual. Nessa noite, saímos para um jantar romântico; quando voltamos para casa, fomos diretamente para a cama e conversamos apaixonadamente sobre o que poderíamos fazer com nossa libido arruinada. Chegamos à conclusão de que, nessas difíceis fases sexuais, o melhor é não substituir nada, mas tentar reformar o que construímos juntos em dez anos.

Começamos comprando um punhado de revistas femininas com artigos sobre como retomar o "ardor" na sua vida sexual. Um deles sugeria que eu comprasse complementos eróticos como *collants* rendados com abertura entre as pernas, camisolas atrevidas, tortas de pistache e calcinhas com sabor abacaxi. Infelizmente, os comestíveis sexuais são uma preferência para a qual, na minha atual avidez sexual, eu não tenho estômago. Um outro artigo sugeria que temperássemos as carícias preliminares com filmes eróticos. Passamos pela locadora de vídeos, e depois de ler timidamente as descrições nas embalagens com títulos como *Seios monumentais II* e *Caça-espermas*, alugamos *Tomates verdes fritos*.

Numa das revistas, uma terapeuta sexual aconselhava fantasias e *role playing* — se eu me vestisse de enfermeira ou de garçonete de pizzaria, seria o máximo. Outra dizia que eu poderia estimular os hormônios dele deixando bilhetes como: "Dentro de meia hora você tem um encontro no chuveiro; roupas opcionais." Não faltam artigos, teorias e dicas para devolver o fogo ao sexo. A perda da libido parece ser um assunto bastante popular. Mas, apesar de os conselhos serem bem intencionados, depois de dizermos e fazermos todas essas coisas, seria difícil não cairmos na risada.

Temo que, para nós, couros e correntes, loções e poções afrodisíacas, óleos lubrificantes e brinquedos eróticos não possam substituir uma sessão de carícias e toques no bom e velho estilo.

A essa altura, eu não estava interessada em orgasmos múltiplos, vaginais ou clitorianos. Só me interessava o sexo sem dor. Já tentara de tudo, menos Novocaína. Já experimentara até os temperos vaginais de Tina. Eles aliviavam a dor, mas exigiam muitos preparativos. Nós precisávamos de mais espontaneidade para nossa combustão. Outra vez, era hora de consultar o médico. Eu já podia imaginar a cena. Ele iria examinar o colo do útero, fazer alguns ruídos, tomar algumas notas, explicar o que é uma onda de calor e me dispensar com uma receita de estrogênio. Vou à consulta e é o que ele faz. Não estou disposta a tomar comprimidos de estrogênio — TRH completa — portanto, ele receita creme de estrogênio, aplicado na vagina, dia sim, dia não. Juntamente com o creme, devo tomar comprimidos de progesterona durante dez dias do mês, o que deve eliminar o risco de câncer uterino.

Antes de mandar aviar a receita, considero cuidadosamente as minhas alternativas. Não existe nenhuma. Sei que o estrogênio pode provocar efeitos colaterais, mas a ausência de sexo também pode. Em algumas semanas, já sinto o efeito do creme de estrogênio. Não sinto mais dor e nós voltamos a fazer sexo.

Quem quer que tenha dito que "sem dor não há prazer" não estava se referindo à nossa vida sexual. Meu único medo é que ao entrar em contato com tanto estrogênio, meu marido comece a desenvolver seios. Ele não está preocupado com isso. Acha que ter seios é um preço baixo para se sentir novamente um homem.

10
O "X" da questão

Anualmente os salmões sobem a correnteza para desovar, as andorinhas voltam a Capistrano, e meu marido e eu visitamos os pais dele no Sul da Flórida. Juntamo-nos aos milhares de pássaros que migram à terra dos ninhos vazios e dos restaurantes com preços especiais. Essa viagenzinha sempre foi divertida, menos esse ano. O ano da menopausa, da crise de meia-idade e do ataque cardíaco de minha sogra.

Fomos todos apanhados de surpresa. Foi o equivalente cardíaco de Pearl Harbor. Ninguém imaginava que minha sogra pudesse ter uma crise cardíaca. As mulheres não tinham ataques cardíacos! Estávamos errados. Totalmente errados. O fato é que, todos os anos, mais de 500 mil mulheres americanas morrem em conseqüência de problemas cardiovasculares. As mulheres têm tantos ataques cardíacos quanto os homens, só que elas são propensas a eles um pouco mais tarde. Para as que estão na faixa dos 55 anos, o coração é o assassino número 1. Acredita-se que o estrogênio aumente o nível de HDL, o colesterol bom que ajuda a manter as artérias livres e desobstruídas. Após a menopausa, quando os níveis de estrogênio diminuem, perdemos essa proteção e o risco de ataques cardíacos aumenta dramaticamente.

Quando as mulheres têm ataques cardíacos, têm duas vezes mais chances que os homens de morrer nas primeiras semanas. Um dos motivos é que muitas vezes não recebem atendimento médico imediato devido à noção de que, para elas, os riscos são menores. Quase um terço de todos os ataques cardíacos em mulheres não são diagnosticados porque a vítima confunde os sintomas com alguma outra coisa. Minha sogra foi uma delas.

Como a maioria das mulheres, Es tinha medo mortal do câncer de mama. Examinava os seios regularmente, consultava o médico a cada seis meses e fazia mamografia anualmente. Vivia concentrada em seus seios e não prestava nenhuma atenção ao coração, embora tivesse o dobro de chances de morrer por causa dele, do que em conseqüência de um câncer qualquer. Ela ignorava totalmente os fatores que a colocavam em risco de sofrer um ataque cardíaco. E o que é pior, o médico também.

Quando começou a sentir dores no peito, pensou que fosse azia. O médico concordou. Se fosse um homem, teria sido encaminhado a um cardiologista para mais exames. Em vez disso, foi mandada a uma farmácia para comprar mais Maalox. Esse diagnóstico não é incomum. Até muito recentemente, tudo o que a comunidade médica masculina sabia sobre o coração das mulheres é que elas mandam cartões no Dia dos Namorados. No passado, todas as pesquisas cardíacas ignoravam completamente as mulheres e concentravam-se nos homens. O médico dela não era cardiologista, mas não precisava ler seu eletrocardiograma para saber que corria riscos. Bastava ler sua lista de supermercado. Era muito mais mortal que um livro de receitas de Lucrécia Borgia. Se ele tivesse dedicado mais tempo perguntando a Es sobre o seu estilo de vida e menos tempo para aprender a soletrar esfigmomanômetro, teria visto os avisos nas paredes de suas artérias e saberia que o coração dela estava prestes a entrar em colapso.

Os meus sogros eram um fracasso em termos alimentares. Viviam na terra dos lipídios. Tinham treze quilos acima do peso e cada um consumia a quantidade de calorias necessárias a um lutador de sumô. Eram galões de cremes, barris de manteiga, queijos aos quilos, sacos de antiácidos e a comida tem mais sal que o Mar Morto. Achavam que *ketchup* é feito de legumes e consideravam sorvete um alimento saudável (devido ao cálcio). Comiam maçãs em *strudels*, laranjas em bolos e bananas em sorvetes. Tudo era frito, boiando em molho, nadando em queijo, embebido em manteiga. Es sabia que o colesterol era ruim, mas tinha o seu ingrediente mágico: a farinha de aveia. A exaltação à farinha de aveia fez com que ela acreditasse que um punhado de bolinhos de trigo e uma tigela de cereais eliminassem o acúmulo diário de detritos que entupiam as paredes de suas artérias. Não sei por que ela pensava que a farinha de aveia, como um papel superabsorvente, enxugaria gordura e cartilagens, levando-as embora. Por isso, continuava comendo como se não houvesse amanhã — quase não houve.

A gordura e a banha acumularam-se tanto que ela teve um entupimento arterial na intersecção da aorta e das veias e teve um ataque cardíaco. Felizmente, está recuperada. Mas nós continuamos apreensivos. Isso porque 39% das mulheres que têm ataque cardíaco morrem no prazo de um ano e, mesmo que sobrevivam, têm duas vezes mais chances de ter um segundo ataque. Esses dados já bastam para provocar outro ataque cardíaco.

Esta é a nossa primeira visita desde que Es saiu do hospital, e preocupo-me por ela com a mesma apreensão que sinto ao fazer uma mamografia. Vou esperando pelo pior. É verdade que ela nos garante que está bem, mas isso não quer dizer nada. Minha sogra não é de se queixar. Durante toda a vida cozinhou, limpou, fez compras e passou pela menopausa sem uma queixa sequer. Quando teve uma cólica renal, não disse nada a ninguém. Uma dolorosa cirurgia na gengiva e nem um gemido. É do tipo de pessoa que se submeteria a uma cirurgia no cérebro pela manhã, tomaria duas aspirinas, enceraria o chão, limparia o forno, prepararia uma refeição para doze pessoas e jamais diria uma palavra. Dessa vez eu esperava encontrá-la na cama, inativa e abatida. Mas teria uma grande surpresa.

Ambos pareciam ótimos. A última vez que vi Es, ela estava na cama, alimentando-se através de soro intravenoso, e Irv, meu sogro, estava fora de forma. A cintura era tão larga que ele parecia estar sendo engolido pela calça. Eu jamais usaria a palavra "vital" para descrevê-los. Desta vez, quando digo que estavam ótimos, não estou brincando. Obviamente, houve algumas mudanças importantes no estilo de vida deles desde que os visitamos há seis meses. Es terminou um programa de doze semanas de reabilitação cardíaca no hospital, que incluía exercícios, dieta, alimentação e aconselhamento sobre estilo de vida. Depois de exibir orgulhosamente o seu certificado do "Clube do Coração Saudável", levou-me para a cozinha, onde tudo o que se precisa saber sobre nutrição e coração estava caprichosamente arrumado sob graciosos ímãs na porta da geladeira. Havia dietas orientadoras da American Heart Association, as últimas notícias sobre saúde e receitas de baixo teor de gordura tiradas de revistas e jornais, grandes artigos, pequenos recortes, extensas receitas escritas à mão e pequenas listas datilografadas. Aquilo não era mais uma porta de geladeira; era um quiosque alimentar. Es diz que manter as informações atualizadas é trabalho de tempo integral. As regras estão sempre mudando: "Um dia camarão é ruim, no dia seguinte é bom. O que é bom hoje pode matá-la amanhã. As coisas mudam tão depressa quanto levar uma chicotada".

No passado, sua geladeira transgredia todas as regras básicas da boa alimentação. Agora tinha um selo de qualidade. A mesma geladeira que, em outras épocas, tinha sido o Beco da Adipose, era agora a Central da Saúde. Seu conteúdo era melhor suprido que um armário de remédios. Já não se viam mais os produtores de viúvos — toicinho defumado e lingüiças, arenque em conserva e molhos fartos, creme azedo e patês, pães variados, carnes e derivados do leite. Em vez disso havia produtos dietéticos com baixo teor de gordura, como iogurte desnatado, atum conservado em água, frutas e verduras frescas. Estava na cara que Es não tinha nenhuma intenção de morrer das riquezas da terra.

Naquela noite, o jantar estava a anos-luz dos dias entupidos de colesterol do passado. A tradicional refeição de boas-vindas geralmente consistia de berinjela à *parmeggiana*, uma bomba-relógio de calorias, afogadas em ovos, fritas em óleo, sufocadas em queijo, embalsamadas em molho de carne, enterradas em miolo de pão e sepultadas em sal. Em geral o prato era servido com muito pão e manteiga, seguido de bolo de sorvete, antiácidos e televisão, acompanhada de pilhas de salgadinhos de mastigação ruidosa, até o Hino Nacional marcar o final da programação e o nascer do novo dia. Agora, esse ritual fora substituído por uma versão mais enxuta e dinâmica do cardápio especial para cardíacos. A nova berinjela à *parmeggiana* tinha um terço das calorias e quase nenhuma gordura. Es assou-as em vez de fritar, usou queijo magro, tirou a carne, utilizou apenas as claras dos ovos e eliminou quase toda a gordura. Não havia pão e manteiga e, na sobremesa, serviu um bolo surpreendentemente desengordurado e sem colesterol. Minha sogra tirara sua nova receita de berinjelas à *parmeggiana* da revista *Prevention*. Ela, que costumava recortar receitas dos rótulos de molhos de carne e potes de maionese, finalmente aprendera a preparar uma comida saborosa e que não mata ninguém. O jantar tinha pouca gordura e muito sabor.

Quando tirávamos a mesa, Es deu-me todas as informações importantes sobre calorias, colesterol e gordura. O nível desejável de colesterol para adultos saudáveis é de 200 ou menos. Acima disso, é maior o risco de se ter problemas cardíacos. Se você ingerir acima de 250, marcará encontro com um anjo. Es pretende manter o seu nível de colesterol abaixo de 180, o que, para ela, é o recomendável. Acredita que agindo corretamente poderá manter o nível de colesterol abaixo de 200 só com dieta e exercícios, sem usar drogas. A idéia é manter o consumo diário de gordura abaixo de 30% de calorias diárias, e não mais que 10% dessas calorias diárias devem derivar de gordura *saturada*.

Todo mundo se preocupa com o colesterol, mas as verdadeiras assassinas são as gorduras saturadas. Essas gorduras não estão relacionadas apenas aos ataques cardíacos mas também ao câncer. Estão nos produtos derivados do leite, na carne vermelha, no coco e na semente de palmeiras. Se você ingerir muita gordura saturada e colesterol, o colesterol "ruim" (LDL) pode aumentar na corrente sangüínea, formar placas nas paredes das artérias e armar uma briga com seu coração. Para manter baixo o colesterol "ruim" (abaixo de 130) e elevar o "bom" (HDL — entre 50 e 60), deve limitar o consumo de alimentos ricos em gordura saturada e manter o colesterol abaixo de 300 mg por dia. Em cada 1% de colesterol eliminado, caem em 2% os riscos de se ter um ataque cardíaco.

Enquanto ela continua fornecendo os detalhes sobre o bom HDL e o seu irmão perverso, o LDL, eu ouço como se estivesse muito interessada, mas são informações mais insípidas que um punhado de bolinhos de arroz. Eu quero detalhes mais importantes. Quero informações que possa usar no dia-a-dia. Es dá esssas informações importantes. A mulher menopáusica comum, cujo consumo calórico diário é de 1.800 calorias, não deve ingerir mais que 60 mg de gordura por dia, sendo que não mais de 20 mg de gordura saturada. Infelizmente, é mais fácil falar que fazer. Para determinar a quantidade de gordura em determinado alimento, é preciso uma calculadora, uma fita métrica e um manual de 5 mil páginas sobre a composição dos alimentos. Para determinar as calorias e os gramas de gordura em cada porção de alimento, multiplique a quantidade de gramas de gordura por 9 (calorias em cada grama de gordura), divida pelas calorias de cada porção e multiplique por 100. Essa nova informação é mais difícil de digerir que uma tigela de fibras secas. Es não sabe que sou matematicamente analfabeta. Se não consigo controlar nem meu talão de cheques, como vou conseguir equilibrar a minha dieta? Se não posso entender um catálogo *Hammacher-Schlemmer*, como vou aprender a composição de alimentos? Não quero que cada refeição seja um cálculo de declaração de renda e nem ter que levar meu contador toda vez que for ao supermercado. Es me diz para esquecer os números e limitar-me a eliminar toda a gordura. Se você diminuir o consumo de gordura para 20-25% do total de calorias, automaticamente eliminará o consumo de gordura saturada, porque cerca de metade da gordura que ingerimos é saturada. Es inventou uma maneira de fazer isso. Ela estudou rótulos, leu revistas e jornais, livros e folhetos, e fez uma lista de coisas que devem ser feitas e lembradas e que, sem nenhuma dúvida, iriam mantê-la dentro das orientações nutricionais da American Heart Association. Ela reorganizou todas as dicas para eliminar gordura em pequenos lembretes facilmente digeríveis sobre como nocautear os lipídios, combater as gorduras e espancar os triglicerídeos. Se eu seguisse essas orientações, não teria com o que me preocupar. Ela retirou da porta da geladeira uma lista escrita à mão, já bastante gasta, e deu-a para mim. Es tem mania de listas. Elas são parte importante de sua vida. Es conversa com suas listas. Tem sempre três opções para uma coisa, cinco para outra, e agora tem uma lista para atacar a gordura.

DEZ DICAS PARA ELIMINAR A GORDURA E EVITAR A UTI*

1. *Evite totalmente os óleos tropicais* (gorduras saturadas), como óleo de coco, de palmeiras e outras gorduras saturadas, como a manteiga.

2. *Não abuse dos óleos bons* (gorduras monossaturadas), como óleo de oliva e de canola. Eles podem ser bons para o seu coração, mas são ruins para a sua *cintura*. Contêm as mesmas gorduras calóricas do óleo ruim. Há 120 calorias gordurosas em apenas uma colher de sopa de óleo, seja ele saturado ou não saturado. Bastam quatro colheres de sopa de qualquer óleo para esgotar seu limite diário de gorduras.

3. *Afaste-se de alimentos processados*, tais como salsichas, salsichão, salame e lingüiças. 78% do total de suas calorias vêm de gorduras. Mesmo uma salsicha com "pouca gordura" ainda retira 60% de suas calorias das gorduras.

4. *Limite-se a 100 g* de carne magra (peixe, frango, etc) por dia. Essa porção tem o tamanho aproximado de uma carta de baralho. Corte pela metade as gorduras calóricas retirando a pele do peito de frango. Afaste-se dos cortes de carne de primeira. Escolha as de segunda, que têm menos gordura. Evite pato, ganso e perus assados na própria gordura.

5. *Não abuse dos queijos*, que muitas vezes são mais gordurosos que a carne. Não exagere nos ovos. Uma gema grande de ovo contém quase toda a ingestão diária permitida de colesterol (250-275 mg.) A clara de ovo não contém colesterol e é boa fonte de proteínas.

6. *Escolha produtos derivados do leite com pouca ou nenhuma gordura*. Se você tomar dois copos de leite integral todos os dias durante um ano, obterá cerca de 5.400 kg de gorduras. Mas dois copos de leite desnatado diariamente durante um ano irão proporcionar menos de 45 g de gordura.

---

* Dados sobre os males do coração e as dicas de Es para evitar gorduras estão na seção de notas no final do livro.

7. *Afaste-se da maionese*. Ela é 99% gordura com um pouco de gema de ovo, que é 99% colesterol. Coma alimentos que abaixam o nível de colesterol — salmão, sardinhas, atum, verduras e óleo de soja.
8. *Não coma frituras*. Uma batata assada tem 100 calorias; frite-a e serão 300 calorias. Prefira panelas de Teflon e use um borrifador de óleo para cozinhar.
9. *Não abuse do sal*. A American Heart Association recomenda não mais que 3.000 mg por dia (uma colher de chá tem 2.132 mg). Lave em água qualquer alimento enlatado para retirar o sal. Coma muito potássio; ele ajuda a eliminar o sal do seu sistema (banana, mamão, feijão-de-lima, melão, passas, pêssegos e suco de laranja são ricos em potássio).
10. *Habitue-se a ler os rótulos dos alimentos*. Quando pergunto a Es como fazer para lê-los, ela promete me ensinar quando formos ao supermercado.

Nessa noite, durmo contando as gorduras saturadas e o colesterol. Na manhã seguinte, ao levantar, deparo com Es na cozinha de tênis e *collant* como uma alterofilista. "Como estou? Nunca me olho no espelho. Se olhasse, acho que não sairia de casa." Digo que ela está ótima. "Eu caminho diariamente durante uma hora. Ordens do médico. Ele disse que é bom para a osteoporose, para o meu peso e aumenta meu colesterol bom; além disso, se eu caminhar só meia hora diariamente, reduzirei em 50% o risco de sofrer outro ataque cardíaco." Ele também disse que não caminhar é tão perigoso quanto fumar e ter colesterol alto. Eu pergunto se ela já fez exercícios antes. "Nunca. Nunca comprei um par de tênis. Eu caminhava um pouco, mas jamais considerei aquilo um exercício. Era apenas um meio de transporte." Na verdade, ela achava que o exercício faria mal ao seu coração e que ser inativa ainda era a melhor maneira de evitar um ataque cardíaco. "Todas as pessoas que conhecíamos e que morreram de ataque cardíaco estavam correndo atrás de um ônibus, limpando neve, subindo escadas. Nos jornais há sempre histórias de gente que morre do coração fazendo *jogging* para não ter ataque cardíaco."

Nós duas passamos uma camada de bloqueador solar com um fator de proteção equivalente a um revestimento de alumínio e fomos caminhar. Quando chegamos ao supermercado, Es me dá uma aula de como ler os rótulos. Eles parecem estar escritos em nossa língua, mas quando tenta-se entender, são mais difíceis de decifrar que as inscrições da Pedra de Roseta. O "rotulês" é um jargão quase incompreensível destinado a confundir o comprador. Os rótulos dos alimentos têm menos credibilidade que uma lista de supermercado e são tão bem regulamentados quanto as lutas livres profissionais. "A verdade dos rótulos" é um oximoro e só um completo idiota acreditaria em muitas dessas declarações que vêm impressas nos produtos alimentícios. Talvez venham a existir leis mais claras para facilitar a leitura de rótulos, mas até lá o comprador deve ficar atento.

Enquanto passeamos por entre as gôndolas, as embalagens latem para nós como cãezinhos numa loja de animais. Compre-me! Leve-me para casa! Eu sou bom para você! Eu sou orgânico! Eu sou natural! Eu sou a própria natureza! Eu a farei feliz! Es despreza essa barulheira, mostra os perigos em cada prateleira e o *pedigree* de cada rótulo.

Todas as pessoas têm medo mortal do colesterol e os produtores de alimentos sabem disso. Es pega uma embalagem de creme *chantilly* escrita em letras grandes: "Sem colesterol". É claro que não tem colesterol — o colesterol só é encontrado em alimentos de origem animal, portanto, o rótulo "Sem colesterol" pode ser colocado em qualquer alimento feito de legumes, inclusive os que têm gordura saturada entupidora de artérias. Esse *chantilly* pode não ter colesterol, mas uma olhada mais atenta revelará que possui mais gordura calórica que o leite integral.

O sexto corredor é o paraíso das bolachas e salgadinhos. Es pega um pacote de batata frita com "pouca gordura", com apenas 20 calorias por porção. Após uma inspeção mais cuidadosa, a boa impressão revela que "a porção" definida pelo fabricante é o equivalente a três batatas. Não se pode dizer que sejam "poucas calorias" se considerarmos que é preciso um saco desses *chips* para satisfazer sua vontade. Es me manda verificar o tamanho da porção. Nem todas são iguais. O que parece pouco calórico muitas vezes não é.

Passamos pelo frigorífico repleto de porções geladas e pré-embaladas. Es apanha uma embalagem de salsichas que grita "97% menos gorduras". É verdade. Mas esse número baseia-se na porcentagem de gordura por peso. Elas podem ter 97% menos gordura, mas ainda assim podem retirar 87% dessas calorias da gordura. Certamente vão deixar você do tamanho de um balão inflável.

No balcão próximo à seção de verduras, Es mostra uma garrafa de azeite de oliva *light*. Ela salienta que *light* não significa nada. Azeite de oliva *light* tem o mesmo número de calorias e a quantidade de gordura da manteiga. Ambas são gorduras. Um alimento verdadeiramente leve ou magro retira menos do que 30% de suas calorias da gordura.

Quando chegamos à ilha de queijos, uma jovem vestida de tirolesa distribui amostras grátis de bolachas "magras". Es experimenta uma. "O gosto é bom demais para ser verdade." Experimenta outra. Seus dedos ficam com uma camada brilhante. "Isso é gordura", afirma Es. E ponto final.

Nas gôndolas, passamos por embalagens atraentes afirmando em letras destacadas que todas são "orgânicas" e "naturais". Parece que as únicas coisas que não são totalmente naturais são uma tintura de hena, um produto para *peeling* facial e um diamante de zircônio. Esses produtos deveriam ser apreendidos por falsa informação. Basta ler os rótulos. O principal ingrediente é sempre mencionado em primeiro lugar. Se você não gostar do que vê, siga em frente. Às vezes, o produto parece totalmente inofensivo, mas se for examinado atentamente, os ingredientes são tão mortais quanto um tubarão branco. Antes de passar pelo caixa cheque novamente os rótulos. Depois de encontrar as versões com pouca ou sem gordura de todas as coisas que desejar, vá embora. É exatamente o que Es e eu fizemos.

Es não seria mais assassinada por sua alimentação. Mesmo quando jantamos num desses restaurantes que dão descontos especiais no prato do dia para quem chega cedo, Es tem um plano de ação. Enquanto os outros estavam consumindo mais calorias que a dívida nacional, ela permanecia calma e controlada. Não permitiu que seu apetite dominasse seu coração. Ela estudou o cardápio cuidadosamente, evitando totalmente os alimentos amanteigados, à milanesa, com molhos, dourados ou fritos, e limita sua escolha a pratos grelhados, assados, cozidos no vapor, escaldados ou cozidos. Por fim, escolheu um peito de frango grelhado, e então negociou com Heidi, a garçonete, para que fosse feito sem pele e sem óleo.

O novo estilo de vida de Es contaminou Irv. Ele escolheu peixe, mas pediu que o molho viesse separado para controlar as porções; e no bufê de saladas soube quando dizer basta. Todos nós comemos sobremesa porque acompanhava a refeição. Es saiu dos trilhos e comeu uma fatia de torta de limão. "Depois vou caminhar mais quarenta minutos", garantiu ela. Quando estávamos terminando de comer, pessoas que chegaram antes de nós estavam saindo, levando seu ataque cardíaco dentro de um saquinho com as sobras do que tinham comido. Fiquei imaginando quantas mordidas faltavam para a última. Para quanta gente esse prato do dia não seria a Última Ceia?

Na semana em que estive na Flórida, saí para caminhar com Es e suas amigas, que tentavam eliminar os efeitos de uma vida inteira de excessos e negligências. Elas aceitavam as rugas, as bolsas sob os olhos, a flacidez e a decadência como uma parte natural do envelhecimento. Esperavam ficar doentes, começar a vazar, a sentir mais dores e dramas que a novela das oito. Tudo isso está incluído no preço. Essas mulheres, que há muito tempo passaram pela menopausa, viviam uma época de autodescobertas. Estavam descobrindo que talvez a menopausa, e não só a idade, tivesse a ver com o enfraquecimento de seus ossos e o endurecimento de suas artérias.

Essas velhas veteranas da menopausa viveram a meia-idade na Idade Média da menopausa. Viveram numa época em que os médicos eram fumantes inveterados, punham sacarina no café e não sabiam quase nada sobre alimentação, a menos que a pessoa estivesse com beribéri ou raquitismo. Esses médicos consideravam a menopausa um "problema de mulher", não um problema médico real. As mulheres queixosas eram consideradas emocionalmente perturbadas e os médicos geralmente lhes davam pouca atenção. Se ela se tornasse uma amolação, freqüentemente era acalmada com toneladas de tranqüilizantes, caminhões de hormônios ou com a remoção do útero, o que naquela época era o equivalente vaginal de uma lobotomia.

A comunidade médica masculina não tinha idéia do efeito que, mais tarde, a menopausa poderia ter sobre as mulheres. Mas como os médicos não tinham ondas de calor nem vaginas secas, não estavam nem um pouco interessados em encontrar soluções. Sendo essa a atitude predominante, o melhor era a mulher ignorar os sintomas do que lidar com um médico que a considerava uma carga inútil para a sociedade, uma pessoa instável e faminta de estrogênio. As mulheres menopáusicas eram dignas de pena. Eram uma subespécie, inferiores aos "sem-teto". Eram as sem-hormônios. Por isso ignoravam seus sintomas esperando que desaparecessem. Infelizmente, a menopausa afeta cerca de trezentas funções corporais e os problemas que iniciam com ela não desaparecem. Não há nada de psicossomático em ataques cardíacos, câncer e osteoporose. Não existe nada como o poder da mente sobre a menopausa. Muitos dos problemas que Es e suas amigas estão tentando eliminar agora poderiam ter sido prevenidos naquela época. Não precisavam fazer parte das casualidades da menopausa.

Felizmente, hoje em dia temos mais oportunidades de lidar física e emocionalmente com a menopausa do que nossas mães. Elas não tiveram a oportunidade de ter uma medicina climatérica e clínicas para menopáusicas. Nós temos. Muitos dos problemas da menopausa podem ser prevenidos se forem tratados precocemente. Se você já passou da puberdade, considere-se pré-menopáusica. Cuide de tomar muito cálcio durante a adolescência, junto com uma alimentação saudável e exercícios. Não fume! É ruim para tudo. Quando tiver 20 anos, comece a fazer exames ginecológicos e Papanicolaus anuais, e auto-exames de mamas mensalmente. Aos 35 anos, a produção de estrogênio começa a diminuir, portanto, faça uma série de exames anuais para verificar se corre riscos de ter ataque cardíaco; se achar que está sujeita a ter osteoporose, faça uma mamografia comparativa e um exame de densitometria óssea. Se tiver excesso de peso, aja imediatamente. Não estou falando de usar roupas de cores escuras e listras verticais. Estou falando de uma dieta com pouca gordura e colesterol, e exercícios aeróbicos pelo menos três vezes por semana. A dieta correta pode diminuir em 50% o risco do câncer, e se você estiver apenas 10% acima do peso ideal terá 30% mais chances de sofrer um ataque cardíaco. Após os 35 anos de idade, em vez de fazer auto-exames nas mamas mensalmente, faça-os semanalmente para permanecer em contato com seu corpo. Depois dos 50 anos de idade faça uma mamografia a cada dois ou três anos. Após os 55 anos, as mamografias devem ser feitas anualmente.

    Nunca é cedo demais para começar, e para Es e suas amigas, nunca é tarde demais. Eubie Blake, pouco antes de morrer aos 100 anos de idade, disse: "Se eu soubesse que viveria tanto, teria cuidado melhor de mim". Você pode e deve viver tudo isso.

11
Novos começos

O telefone toca: é minha mãe. Numa visita à casa de minha irmã, ela caiu e quebrou a bacia em dois lugares. "Eu estava caminhando, de repente levei um tombo e aterrissei no pronto-socorro. Eu não sei o que foi que me atingiu." Eu sei. "Mamãe, foi a osteoporose. Agora, quando você cai, as coisas quebram." Ela não estava ouvindo; preferia negar. "Poderia ter acontecido a qualquer um. O carpete estava solto. Se não fosse a casa de sua irmã, eu processaria os donos por isso." Ela ficará de cama de seis a oito semanas, mas o que realmente a preocupa é quem comprará seus cigarros, agora que não pode andar. Ela não queria entender. Já a vi mais perturbada quando encontrava as amigas sem estar maquilada. Estou para lhe dizer novamente que pare de fumar, quando ela diz: "E não me diga para parar de fumar". Mesmo assim, eu digo. "Mamãe, se você continuar fumando Camel, logo estará parecida com um camelo. Se não parar de fumar e tomar café, começar a fazer exercícios e cuidar melhor de si mesma, não só ficará de cama como vai acabar morrendo." Ela está quase aceitando meus argumentos, até se lembrar de que é minha mãe. "Não me venha com sermões, Gayle. Você está falando com sua mãe. Se quer ser malcriada, fale com seu pai."

Normalmente, essa resposta bastaria para me fazer recuar e mudar o assunto para outro tema mais brando como aveia ou Richard Simmons. Desta vez não faço isso. Antes, nós evitávamos falar das realidades da vida. Agora, tínhamos que enfrentá-las. "Mãe, mesmo que você não concorde, um quadril quebrado e a osteoporose são coisas muito mais sérias que sofrer um acidente sem estar de calcinha nova. Você precisa mudar seu estilo de vida, ou nunca mais vai se recuperar." Ela já tinha tudo planejado. "Já me adiantei a você e tomei algumas providências. Comprei capachos antiderrapantes, mandei colocar barras de apoio no banheiro e lâmpadas em todos os lugares. Não vou mais usar salto alto nem caminhar em calçadas escorregadias. Vou até utilizar os serviços do tipo 'caí e não posso levantar' anunciados na televisão." Ela não me impressiona. "Mamãe, fale sério. Usar sapatos confortáveis e evitar passar cera no chão não bastam. Se você não me ouvir jamais sairá da cama. Isso não é um furúnculo; é osteoporose."

O telefonema termina como todos os outros, com os habituais clichês: "Se eu não a amasse não diria isso", ou "Pare de pensar só em você e pense um pouco em mim". Só que desta vez isso tinha significado e causas reais. Era importante. Era hora de nós duas virarmos adultas.

Quando desligo, percebo que tive uma conversa histórica com minha mãe. Pela primeira vez na vida falamos de algo que nos afeta como nenhuma outra coisa. Não eram mãe e filha conversando sobre dinheiro, maridos e compras. Eram duas mulheres conversando sobre um inimigo comum, a osteoporose. Eu não era mais a filhinha da mamãe. Era sua contemporânea. A diferença de gerações não existia mais. Quando eu tinha 5 e ela 25 anos, quilômetros nos afastavam. Hoje que ela tem 70 e eu 50, somos praticamente da mesma idade. O que nos separa é só uma fratura. Nunca fui parecida com minha mãe; agora, nos parecemos em tudo. O que aconteceu com ela pode acontecer comigo. Estou em sua linha genética. A hereditariedade é um fator importante na osteoporose. Até onde eu sei, a única coisa que não pode ser transmitida geneticamente é a esterilidade. Dizem que a maçã não cai afastada da árvore, e minha mãe, a árvore, acaba de cair com osteoporose.

Fiz meu último exame de densitometria óssea há um ano. Não sinto nada diferente, mas minha mãe também não sentia. Lembro a mim mesma de que não é assim que funciona. A osteoporose pode roubar seu cálcio em plena luz do dia sem disparar nenhum alarme. Neste exato momento, o cálcio de seus ossos pode estar sendo roubado e ninguém vai telefonar para 190. Imediatamente, marco outro exame de densitometria óssea. A mesma clínica, os mesmos técnicos, a mesma enfermeira e os resultados são diferentes. Desta vez, perdi 7% de minha massa óssea. Estou doente. Novamente, sou lembrada de que 90 mil mulheres com osteoporose morrem a cada ano

em conseqüência de complicações resultantes de ossos quebrados e que ela não começa aos 70 ou 80 anos de idade, mas muito antes disso.
    O tempo está se esgotando. Eu perdi 7% de massa óssea em um ano. Será que perderei mais 7% no ano que vem? Ou será 14%? Quanto tempo terei antes que meus ossos se transformem em tapioca e meu corpo ganhe a flexibilidade de uma torrada dietética? Quanto tempo terei ainda até me transformar numa velhinha curvada sobre o volante de um carro? Os pais são os fantasmas de futuros natais e, pelo que vejo, meu futuro parece próximo e poroso. O legado de minha mãe é a osteoporose. Eu teria preferido jóias, dinheiro, uma casa no campo.
    Tenho consciência das realidades e dos números da osteoporose. A realidade é que acho que vou ter osteoporose se não fizer alguma coisa imediatamente. No ano passado, tentei abordar a menopausa de forma natural. Estava aberta para tudo — macarrões, agulhas, chás, tinturas, toques, massagens, mantras, manipulações, meditações, poções, remédios e loções, Nova Era, Velho Mundo, vedismo, holismo e até misticismo. Consumi caixas e caixas de vitaminas, quilos de complementos alimentares, galões de óleos, alqueires de ervas, milhares de dólares, e mesmo assim perdi 7% de massa óssea. Tentei todas as abordagens e medicamentos alternativos, mas temo que no caso da osteoporose não exista alternativa para o estrogênio. Nenhuma quantidade de ar fresco, alimento saudável ou meditação impedirá a perda de massa óssea quando a produção de estrogênio começa a diminuir. Não há milagres. Não há menopausa mágica. O que há é apenas o estrogênio e por mais que eu me exercite ou dance não conseguirei substituí-lo na prevenção da osteoporose. Não vou pensar naquilo que fiz, mas vou pensar no que não estou fazendo. Por isso decidi tomar comprimidos de estrogênio — o ciclo completo da TRH.
    Não optaria pelos hormônios só por minhas ondas de calor e, absolutamente, não os tomaria para ter pele mais úmida ou cabelo mais espesso. Não estou fazendo TRH por vaidade; estou fazendo por sanidade. Sei o que a TRH pode fazer por mim e o que pode fazer comigo. Se eu não quiser acabar como minha mãe, não terei escolha. Preciso ser realista. Não posso enfrentar a osteoporose. Preciso mais que coragem para ter meus ossos de volta. Preciso da TRH. Não quero entregar meus ossos à osteoporose. Sei que tenho ainda uns trinta anos pela frente e desejo vivê-los em pé.
    Hoje é dia 1º de setembro de 1990. Bush acaba de reconhecer oficialmente a independência dos países bálticos, e eu, de declarar guerra oficialmente à osteoporose. Começo com comprimidos de

0,3 mg de Premarin, a dose mínima. Eles atuam com a velocidade de uma geleira. Na primeira semana nada acontece. Na terceira semana, começo a tomar 2,5 mg de Provera. Também é a dose mínima. O médico diz que o Provera pode provocar sangramento e talvez eu menstrue, mas prefiro isso a me arriscar a ter um câncer de útero tomando apenas o Premarin. Na mesma semana, os comprimidos de Premarin começam a funcionar. Menos ondas de calor e suores noturnos e nenhuma secura vaginal. No final da quarta semana, começo a perceber os efeitos do Provera. Tenho uma menstruação leve, estou inchada e sinto-me como um colchão de água ambulante. Também tenho TPM e uma incrível vontade de comer doces. Quando peço bolo de chocolate com cobertura em um restaurante chinês, decido ver meu ginecologista.

 O ginecologista diz que se eu tomar Premarin e Provera todos os dias do mês, não ficarei menstruada e não terei os sintomas pré-menstruais. Quero conservar meus períodos menstruais. Além disso, gosto da idéia de voltar a usar Tampax. Gosto de ficar sem hormônios uma semana por mês e minhas menstruações mostram que estou passando por uma limpeza. O que não gosto é de sentir ainda as ondas de calor e suores noturnos ocasionais. O médico sugere que eu aumente a dose de Premarin para 0,625 mg e de Provera para 5 mg. Diz que isso vai melhorar os sintomas e principalmente meus ossos. Junto com as doses mais elevadas tomo uma bebida de ervas com leite para fortalecer o fígado. O estrogênio ataca o fígado, e não quero me arriscar.

 As doses mais altas eliminam as ondas de calor e os suores noturnos, mas tenho agora mais tensão pré-menstrual. A ânsia por doces atinge proporções neuróticas: vou até o fundo da embalagem de iogurte de framboesa para encontrar a fruta. E não só isso. Certo dia, visitei a geladeira mais de trinta vezes. Abri e fechei tanto a porta que acabei queimando a lâmpada interna. Meu apetite é insaciável. Infelizmente, meu apetite sexual ainda não voltou. Sou sexualmente anoréxica. A TRH eliminou a dor do ato sexual, mas não estimulou meu desejo. Não sinto desejo de ter desejo, nenhuma paixão pela paixão, nem luxúria pela luxúria.

 Todo mundo se esforça para manter a paixão sob controle e a minha morreu. O desconforto aumenta a cada filme que assisto, a cada canção que ouço, a cada livro que leio. O mundo é *Instinto selvagem*, Mickey Rourke, cubos de gelo, sevícias, impurezas, libertinagem, e sou totalmente indiferente a tudo isso. O mundo é *Kama Sutra*, e eu sou a revista *A boa dona de casa*. O mundo é quente, tenso e selvagem, e eu sou *Walden Pond**. O mundo passa os dias

---

*Walden Pond — Obra de Thoreau sobre a instropecção e a paz. (N. do E.)

pensando "naquilo", e eu passo os dias sem pensar em sexo. As pessoas em volta estão vibrando, desejando, ansiando, e eu tiro pó, varro, lavo e vou ao supermecado. O sexo está na cabeça de todos, menos na minha. Por que não sou normal e tenho trinta orgasmos diários como todo mundo?

Era hora de fazer algumas perguntas discretas e sutis sobre a sexualidade humana. Telefono para Susan, uma amiga. Antes que ela diga alô, pergunto: "Você sente seu corpo pulsar, palpitar, ser invadido por ondas de erotismo ardentes, indomáveis, selvagens, a cada minuto de seu dia?" Ela desliga. Acha que é um telefonema obsceno. Ligo novamente e ela hesita em falar disso, mas com um pouco de insistência e muitas revelações ela acaba se abrindo.

Quando o filho mais novo de Susan foi para a faculdade, ela e o marido ficaram sexualmente livres. Tinham a casa inteira para fazer o que quisessem e faziam amor em plena luz do dia na mesa da cozinha, no quintal e até na sala, com a luz acesa e de olhos abertos. Transavam em todo lugar, mas Susan logo perdeu o interesse. "Era mais excitante com as distrações, as interrupções, a falta de privacidade. Além disso, não importa quantas vezes a gente transe, nada preenche o vazio deixado pela ausência dos filhos. Filhos são emprego de tempo integral. O sexo não é nem de meio período." Transar não era mais diversão. Agora, era trabalho.

Sue tinha perdido o desejo sexual, mas seu marido estava a toda a velocidade. Ele não acreditava que a abstinência pudesse deixá-los mais apaixonados. Ela não achava que ele pudesse trocá-la por outra mulher. "Ele tem 62 anos e é muito esperto para isso. Sabe que se a AIDS não o matar, a divisão de bens após trinta anos de casamento sem dúvida o fará. Mas ele quer sexo, e eu não sinto nenhum interesse. Neste exato momento quero que me massageiem o ego, não os seios." Sue achava que a falta de libido era natural da idade e não achava que a mulher devia fazer sexo se não pudesse mais engravidar. O marido de Sue não concordava com isso e queria que ambos fizessem terapia. Sue estava relutante. "Preocupo-me com a autodescoberta porque não sei o que vou descobrir." Ela está pensando em dedicar-se ao serviço comunitário, o altruísmo assexuado.

Talvez Sue tenha encontrado o caminho. Talvez eu deva abandonar o sexo e dedicar-me à arte e à política. Talvez deva esquecer toda essa história de correr atrás da minha libido perdida e procurar atividades mais neutras. Eu, que era movida a sexo, talvez devesse me tornar uma militante celibatária e ter uma vida tranqüila com ceias na igreja e reuniões para preces comunitárias. Talvez fosse hora de encontrar novas formas de trabalho missionário. Ou fosse hora de conversar com outra pessoa.

Marsha tinha um estilo de vida não-convencional. Já fizera de tudo. Saiu do casamento aberto, passou pelo casamento grupal e outro casamento desfeito. Passou pelo divórcio criativo, o divórcio amargurado, foi mãe solteira e agora é mulher solitária. O último relacionamento de Marsha terminou quando ela fugiu com um vibrador. Marsha sugere que eu experimente. "Ele nunca fica doente, não ronca, não grita, não fica de mau humor, não rejeita, não engana, não monopoliza o banheiro, não ocupa o 'seu espaço', não fica cansado nem muito ocupado e nem viaja a trabalho." Segundo ela, é o sexo mais seguro possível, desde que a gente não o leve para a banheira nem para o chuveiro. Atualmente, Marsha está vivendo com um vibrador superluxo, de múltiplas funções: ele faz tudo, menos levá-la para jantar e enviar-lhe flores. Eu agradeço o conselho, mas não acredito que possa depender de aparelhos.

Minha amiga Carol diz que estou com DSI — Desejo Sexual Inibido. É o maior problema dos anos 90. Carol conhece essas coisas. Ela possui uma ampla biblioteca sobre sexo e leu e sublinhou cada página de *Kama Sutra, Os prazeres do sexo e Inadequação sexual humana*. Tem até a primeira edição assinada de *J, a Mulher Sensual*. Carol e seu marido já experimentaram tudo — toques, alternativas sexuais, Masters e Johnson. Freqüentaram seminários, encontros de nudistas e *workshops* de fim de semana para enriquecer o casamento. Infelizmente, eles dois não conseguiram fazer a lição de casa. "Era muito trabalho para pouca satisfação. Para conseguir, talvez, dois bons minutos de cama, precisávamos de centenas de horas de terapia e muito mais dinheiro que uma ação de divórcio na Califórnia. Na verdade, fico muito mais excitada com uma xícara de café." Depois do telefonema fiz uma jarra de café. Também tentei ostras, azeitonas pretas e M&Ms, amendoins com cobertura de chocolate. Nada funcionou. Marquei uma consulta com meu médico para descobrir que poção mágica a medicina moderna tinha para a minha libido morta.

O médico recomenda Estratest. É uma combinação de estrogênio com hormônio masculino, a testosterona. A testosterona estimula o desejo em homens e mulheres. O nível de testosterona na mulher pode cair um terço após a menopausa. Vou tomar Estratest em vez do Premarin. Ele me previne contra alguns efeitos colaterais como pele oleosa, e eu começo com a dose máxima.

Vou para casa e espero o Estratest agir. Mal posso esperar para sentir o desejo selvagem, a paixão indomável, as furiosas ondas de hormônios eróticos e o sangue fluindo para meus genitais. Cumpro todas as minhas tarefas de rotina enquanto espero pela paixão palpitante, ardente, tonitruante, que logo estará invadindo o meu latejante, frenético, fumegante, pulsante e palpitante corpo. Após tanta expectativa e outros tantos falsos inícios, finalmente sinto uma ânsia, um impulso, um desejo. Está funcionando! A terra não está tremendo, as montanhas não estão se movendo, mas, definitivamente, a escavação começou.

Nas semanas seguintes a minha libido cresce tanto quanto os pêlos no meu lábio superior. Eu me preocupo com tantos hormônios masculinos devastando meu corpo. Aprecio ter minha libido de volta, mas não quero ter que fazer barba toda vez que for fazer amor. Quanto mais Estratest tomo, mais energizada fico. Muita energia. Energia masculina. Sinto-me como um animal e estou começando a ficar parecida com um deles. Peludo. Essa coisa é muito poderosa. Tenho receio de que, se continuar, começarei a tomar cerveja, assistir a jogos de futebol, cuspir no chão, ler *Playboy* e mentir sobre o tamanho dos meus seios. Sinto muita vontade de visitar meu ginecologista e chutar-lhe o traseiro. Em nome da segurança dele, do meu marido e de todo o mundo livre, diminuímos a dose pela metade e dá certo. Agora, minha vida sexual está entre *Instinto selvagem* e *Querida, encolhi as crianças*. É um nível com o qual meu marido e eu podemos lidar confortavelmente e nos sentirmos satisfeitos.

***

Eu fiz TRH durante um ano e os resultados foram surpreendentes. Não sinto mais ondas de calor, suores noturnos, TPM, palpitações, vagina seca e perda de libido. Meus níveis de colesterol nunca estiveram melhores, a densidade óssea aumentou 4%, o cabelo parou de cair, a pele está mais úmida, o tônus muscular melhorou, eu durmo bem e tenho muita energia. Meu médico está contente com meu progresso e eu, extasiada. Minha vida tinha melhorado e eu voltei a ser o que era. Pelo menos era o que pensava.

Numa tarde, estou em meu carro, voltando para casa. Paro no semáforo, olho para o lado e vejo um casal de adolescentes se beijando loucamente. Tenho o vidro fechado e mesmo assim posso sentir o seu ardor. Tento fingir que não percebo, que ignoro os abraços, os toques, as passadas de mão — mas não consigo. Eles estão muito concentrados em seus próprios hormônios para saber que eu ou qualquer outra pessoa exista. Quando, por um milagre da natureza dos instintos, ambos percebem que o sinal abriu, partem a toda a velocidade, com os corpos tão juntos atrás do volante que parecem um ser estranho com duas cabeças.

Depois que eles partem e a luxúria se acalma, sinto-me chocada, assustada, dominada pelo ardor e pela intensidade que vi naquele outro carro. Não era um filme nem um comercial de televisão. Não era ficção, nem uma representação. Era a vida real. A experiência realmente me incomodou, deixando-me constrangida e um pouco chorosa. Era uma sensação que eu conhecia muito bem, mas tinha me esquecido totalmente. Lembrei-me dos bons tempos antes da frigidez da menopausa.

O episódio me fez lembrar do primeiro encontro com meus hormônios. As luzes, os sinos, os zunidos, a ânsia, a paixão da adolescência. Sob muitos aspectos, a adolescência e a menopausa são semelhantes. A adolescência é um período ingrato. A menopausa também. Ambas são fases de muita confusão, temores, ansiedades, culpas, sofrimentos e raiva. Ocorrem mudanças de humor e de atitudes. Momentos de plena segurança seguidos por momentos de total insegurança. Quando eu era adolescente, sentia-me desconfortável, insegura e isolada. Eu não sabia para onde estava indo; agora sinto a mesma coisa. Tudo é muito familiar. É como se a menopausa fosse a adolescência da velhice. Mas não é.

Quando eu era adolescente, havia regras de certo e errado, coisas que podiam ser feitas e que não podiam. Isso mudou. Posso não ter a libido da minha juventude, mas sou mais livre e mais sábia. Agora, faço as minhas próprias regras e determino meu próprio destino.

A juventude transborda nos jovens, não a menopausa. Esta é apenas para mulheres adultas. As jovens não estão preparadas para lidar com ela. São mudanças muito racionais, muito avançadas, muito complicadas; os prazeres são muito mais sutis. A menopausa é trabalho para uma mulher, não para uma menina. A adolescência é para adolescentes. Eu não desejo o caos, a loucura, o ensimesmamento e a dependência da adolescência. Não quero depender de ninguém. Quero ser impulsionada pelo meu cérebro, não pelos meus hormônios; pela minha mente, não pelo meu corpo. Não quero ser o que já fui, a garota ardente e descontrolada que simplesmente vivia a vida. Quero ser uma nova mulher e acolher com alegria a mudança. A menopausa não é o fim, mas o começo de uma nova aventura.

Notas
Alguns salvadores das mudanças-da-vida

4. UM BOM PALPITE

A Terapia de Reposição Hormonal (TRH) refere-se ao uso combinado do estrogênio e da progesterona para tratar os sintomas da menopausa.

BENEFÍCIOS DA TRH

- Elimina as ondas de calor, os suores noturnos e a insônia.
- Alivia a secura vaginal e a relação sexual dolorosa.
- Diminui o risco de doenças cardiovasculares e ataque cardíaco.
- Evita a osteoporose.
- Trata a menopausa precoce (antes dos 40 anos) motivada por cirurgia.
- Proporciona sensação de bem-estar e melhora a qualidade de vida.
- Aumenta o tônus muscular.
- A pele adquire aparência mais jovem.

POSSÍVEIS EFEITOS COLATERAIS DA TRH

- Sangramento.
- Cólicas.
- Retenção de líquido, aumento de peso.
- Sensibilidade nos seios.
- Náusea.
- Depressão.
- Mudanças de humor acentuadas.

PROVÁVEIS CONTRA-INDICAÇÕES

- Histórico de câncer de útero ou de mama.
- Pressão sanguínea elevada.

- Coágulos de sangue nas veias ou nos pulmões.
- Problemas de fígado.
- Problemas de vesícula biliar e cálculos biliares.
- Diabetes.
- Ataque cardíaco.
- Enxaqueca.
- Fibromas uterinos.
- Endometriose.
- Veias varicosas.

COMO A TRH É ADMINISTRADA

- Pastilhas orais.
- Adesivo transdérmico.
- Creme vaginal.

Adesivo transdérmico — dispensa a ingestão oral de estrogênio quando aplicado sobre a pele duas vezes por semana.

VANTAGENS

- Mulheres com problemas de fígado, pressão sangüínea elevada, problemas de vesícula biliar ou tromboflebite podem tomar estrogênio sem sofrer as conseqüências negativas da estimulação das proteínas do fígado.

DESVANTAGENS

- Pode provocar irritação na pele.
- Pode não baixar os níveis de colesterol como a ingestão por via oral, que passa pelo fígado, afetando o colesterol HDL ("bom").
- Pode não aderir bem em climas úmidos.

Creme vaginal — aplicação local alguns dias por semana.

VANTAGENS

- O uso do creme alivia a secura vaginal e melhora a lubrificação na relação sexual.

DESVANTAGENS

- A taxa de absorção na circulação adrenal é imprevisível.

Lista de Conteúdos de Cálcio da dra. Brown

DERIVADOS DO LEITE *Leite*	*Porção*	*Conteúdo de cálcio (mg)*
Integral	1 xíc.	288
2% de gordura	1 xíc.	297-313
Desnatado	1 xíc.	302-316
Em pó com pouca gordura	1/4 xíc.	384
Evaporado	1/2 xíc.	318
Calcimilk	1 xíc.	500

Iogurte

Natural com pouca gordura	1 xíc.	415
Com sabor de frutas e pouca gordura	1 xíc.	345
Com leite integral	1 xíc.	275

Queijo

Suíço	28,350g	262
Provolone	28,350g	213
Mozarela	28,350g	145
Romano	28,350g	150
Parmesão	28,350g	136
Feta	28,350g	100
Brie	28,350g	52
Ricota	28,350g	256
Ricota com pouca gordura	1 xíc.	204
Cottage normal	1 xíc.	131

PEIXES E FRUTOS DO MAR

Marisco, cozido no vapor ou enlatado	226,80g	121
Cavalinha enlatada	226,80g	552
Lagosta	0,454kg	300
Ostras cruas (tamanho médio)	226,80g	226
Salmão, enlatado (com espinha)	226,80g	587
Sardinha enlatada	99,22g	259
Camarão enlatado	99,22g	115
Atum enlatado	85,049g	6
Linguado assado	113,40g	28

FRUTAS	Porção	Conteúdo de cálcio (mg)
Amoras pretas	1 xíc.	46
Tâmaras secas, cortadas ou com caroço	1/2 xíc.	52
Figos secos, cortados	5 médios	126
Laranja	1 média	58
Uva passa sem semente	1/2 xíc.	48
Banana	1 média	10
Maçã crua	1 grande	10
Damasco seco	1 xíc.	90
Damasco fresco	3 médios	20
Melancia	1 fatia	30

LEGUMES E VERDURAS

Rúcula	1/2 xíc.	309
Repolho fresco	1 xíc.	250
Brócolis fresco, cozido	1 xíc.	140
Brócolis congelado	1 xíc.	100
Broto de feijão	1 xíc.	20
Beterraba cozida	1 xíc.	25
Feijão preto	1 xíc.	270
Feijão enlatado	1 xíc.	150
Feijão vermelho	1 xíc.	75
Suco de cenoura	1/2 xíc.	83
Couve fresca, cozida	1 xíc.	300
Couve congelada	1 xíc.	150
Milho, fresco	1 espiga	5
Folhas de mostarda frescas, cozidas	1 xíc.	190
Quiabo fresco, cozido	10	100
Batata assada	1 média	15
Batata frita	10	10
Batatas chips	10	10
Batata-doce, assada, com pele	1 média	40
Tomate	1 grande	25
Folhas de nabo frescas, cozidas	1 xíc.	250
Folhas de nabo congeladas	1 xíc.	200

NOZES E SEMENTES	Porção	Conteúdo de cálcio (mg)
Amêndoas secas	1/2 xíc.	170
Amêndoas torradas e salgadas	1/2 xíc.	185
Castanha-do-pará	1/2 xíc.	130
Castanha-de-caju	1/2 xíc.	30
Manteiga de amendoim (indust.)	1/4 xíc.	35
Noz-pecã crua	1/2 xíc.	35
Semente de gergelim seca	1/4 xíc.	85
Semente de gergelim moída	1/4 xíc.	270
Sementes de girassol	1/2 xíc.	90
Nozes	1/2 xíc.	60

CARNES E AVES

Galinha grelhada	85,049g	7
Pato	85,049g	9
Costeleta de porco	85,049g	8
Peru assado	85,049g	9
Bife de alcatra	85,049g	10
Salsicha média	1	6

ALIMENTOS DIVERSOS

Panquecas doces	1 colh./sopa	140
Feijão de soja	1/2 xíc.	136
Molho de soja	2 colh./sopa	89
Bolinho de milho	1 médio	50
Cheeseburger	1 médio	152
Tofu	113,40g	150
Tortillas	2	120
Donuts	1	6-25
Biscoitos	1	6
Biscoito de gengibre	1	5
Cerveja	1 copo	41

5. UMA EXPERIÊNCIA DE ARREPIAR OS OSSOS

Osteoporose, ou ossos porosos, é uma doença caracterizada pela diminuição da quantidade de massa óssea e a deterioração estrutural do tecido ósseo, aumentando a suscetibilidade a fraturas do quadril, coluna vertebral e pulsos.

OS FATORES DE RISCO* PARA O DESENVOLVIMENTO DA OSTEOPOROSE:

- Ser do sexo feminino.
- Vida sedentária.
- Menopausa precoce.
- Consumo inadequado de cálcio.
- Fumar.
- Beber álcool.
- Medicamentos esteróides.
- Histórico de escoliose.
- Ser caucasiana ou asiática.
- Ter uma constituição pequena e delicada.
- Histórico familiar de osteoporose.
- Ser pós-menopáusica.

NECESSIDADES DE CÁLCIO (DOSES DIÁRIAS RECOMENDADAS)

- Crianças até 11 anos 800 mg.
- Adolescentes e jovens adultos 1200 mg.
- Adultos de 25 anos e mais velhos 800 mg.
- Mulheres grávidas e lactentes 1200 mg.
- Mulheres pós-menopáusicas 1500 mg.
- Mulheres que fazem a TRH 1000 mg.

---

* Você pode ter muitos desses fatores de risco e, ainda assim, não desenvolver a osteoporose. A única maneira de saber é através do teste de densitometria óssea.

A ABSORÇÃO DE CÁLCIO DIMINUI OU É IMPEDIDA POR:

- Falta de exercícios.
- Uso freqüente de laxantes e outros medicamentos que fazem o conteúdo intestinal passar rapidamente.
- Ingestão excessiva de fósforo, como nas sodas.
- Dieta rica em proteínas (aumenta a eliminação de cálcio pela urina e inibe a absorção de cálcio pelos intestinos).
- Ácidos fíticos, encontrados em muitos cereais.
- Ácido oxálico, encontrado no espinafre, folhas de beterraba, acelga e salsa (o ácido oxálico desses alimentos impede a absorção do cálcio que possuem, e não interfere no cálcio de um alimento diferente ingerido na mesma refeição; por exemplo, se você comer uma omelete de queijo com espinafre, o cálcio do espinafre não será absorvido, mas o do queijo será).
- Ingestão excessiva de sódio — alimentos muito salgados roubam o cálcio do corpo.
- Excesso de cafeína — 11 mg de cálcio são perdidos cada vez que você toma uma xícara de café.

PARA PREVENIR A OSTEOPOROSE

Formar ossos fortes, principalmente antes dos 35 anos de idade, pode ser a melhor defesa contra o desenvolvimento da osteoporose, e uma vida saudável é o melhor preventivo:
- Siga uma dieta balanceada, rica em cálcio.
- Exercite-se regularmente, principalmente com atividades de sustentação de peso.
- Limite o consumo de álcool.
- Não fume.
- Informe-se com o seu médico a respeito da terapia de reposição hormonal caso tenha uma menopausa precoce ou induzida cirurgicamente.
- Chegando na menopausa, faça um exame de densitometria óssea.

ALGUNS FATOS DE ARREPIAR OS OSSOS

- A osteoporose afeta uma entre quatro mulheres, e nos Estados Unidos uma entre nove.
- Anualmente, ocorrem 1.300 fraturas provocadas pela osteoporose.
- Anualmente, cerca de 1 a 2% da população acima de 65 anos, sofrerá fratura de quadril. Mais de 250 mil fraturas ocorrem a cada ano devido à osteoporose. Os gastos com a osteoporose ultrapassam 7 bilhões de dólares por ano.

- 40% das mulheres sofrerão pelo menos uma fratura da coluna vertebral ao atingir a idade de 80 anos.
- 15% das mulheres brancas com 50 anos ou mais irão fraturar o punho.
- Cerca de 15% das mulheres brancas irá fraturar o quadril em alguma época da vida.
- As pessoas que fraturam o quadril correm um risco de 5 a 20% maior de morrer no ano seguinte à fratura, do que as outras da mesma faixa etária.
- 50 mil pessoas morrem a cada ano em conseqüência de fraturas no quadril.
- Entre as pessoas de vida independente antes de uma fratura do quadril, 15 a 25% ainda estão internadas um ano após o acidente.
- 75% da osteoporose é provocada por uma deficiência alimentar.

REALIDADES DO CÁLCIO

1. O cálcio é um tranqüilizante natural e tende a diminuir o nervosismo.
2. O cálcio foi utilizado com sucesso no tratamento da osteoporose.
3. O cálcio tem ajudado no tratamento de distúrbios cardiovasculares.
4. O cálcio, o magnésio e a vitamina D ajudam a superar problemas de menopausa, irritabilidade, insônia e dores de cabeça.
5. O cálcio pode ajudar a evitar a tensão pré-menstrual e as cólicas menstruais.
6. O cálcio pode ajudar a aliviar a artrite e o reumatismo.
7. O cálcio ajuda a formar e manter os ossos e os dentes.
8. O cálcio é essencial para o sangue saudável.
9. O cálcio ajuda a regular os batimentos cardíacos.
10. O cálcio ajuda o processo de coagulação do sangue.
11. O cálcio ajuda a evitar o acúmulo de ácidos ou álcalis no sangue.
12. O cálcio tem papel importante no desenvolvimento muscular, na contração muscular e na transmissão nervosa.
13. O cálcio ajuda a regular a passagem de nutrientes para dentro e para fora das paredes das células.
14. Geralmente temos mais deficiência de cálcio, do que de qualquer outro mineral.
15. Está provado que o chocolate e o cacau impedem a assimilação do cálcio.

16. Alguns sinais de deficiência de cálcio nas crianças: mau humor, acessos de raiva, choro freqüente e agitação.
17. Os adultos mostram deficiência de cálcio através de tiques nervosos como tamborilar os dedos e retesar ou balançar os pés quando a perna está cruzada. São impacientes e rudes com as pessoas que amam. Aborrecem-se com facilidade, pulam ao menor ruído e com freqüência são mal-humorados. São agitados e não conseguem ficar quietos.

7. NOVA ERA PARA A MEIA-IDADE

Receitas premiadas para a formação de ossos, de Michael Abhaile

MEXIDO DE TEIYAKI

2 colheres de sopa de óleo de gergelim tostado
1 *tempeh* descongelado, fatiado e marinado em *tamari* (tipo de molho de soja)
1/4 de xícara de gengibre fresco, cortado
4 cogumelos *shiitake* fatiados
2 colheres de sopa de *mirin*
6 cebolinhas-verdes cortadas em pedaços de 5 cm
1 colher de sopa de vinagre de arroz integral
1/2 xícara de rizoma
1 colher de sopa de araruta

Aqueça o óleo na frigideira ou panela de ferro; acrescente o *tempeh* (tipo de soja fermentada) e doure dos dois lados. Acrescente o gengibre e os cogumelos, fritando por 2 minutos. Acrescente os outros ingredientes e mexa por mais 1 minuto. *4 porções.*

OSSOS MELHORES E SALADA PRIMAVERA

1 xícara de arroz integral, seco, de grãos médios
2 ½ xícaras de água com uma pitada de sal marinho
1 cenoura em fatias
1/4 de couve-flor — as flores
1/2 xícara de arami macerado
1/4 de brócolis — as flores
1 abóbora amarela fatiada
1 nabo *daikon* fatiado
2 colheres de sopa de óleo de gergelim

2 colheres de sopa de *tamari*
2 cebolinhas-verdes, tostadas (para enfeitar)
1/4 de xícara de sementes de gergelim tostado (para enfeitar)
1/4 de xícara de sementes de abóbora-moranga tostadas (para enfeitar)

Cozinhe os legumes no vapor, primeiro a cenoura e a couve-flor, depois os legumes mais tenros. Reserve a água. Mexa lentamente o *tamari* no óleo de gergelim até ficar cremoso. Misture todos os ingredientes e enfeite com cebolinhas-verdes e sementes. *4 porções.*

BOLAS DE INHAME E *HIJIKI* FORMADORAS DE OSSOS

2 inhames grandes
1/2 xícara de *hijiki* seco (tipo de alga)
2 colheres de sopa de gengibre fresco ralado
1/2 xícara de *tahini* tostado
1 cebola cortada
2 colheres de sopa de *tamari*
1 xícara de sementes de gergelim
2 colheres de sopa de óleo de gergelim tostado

Asse os inhames a 350°C durante cerca de uma hora ou até ficarem macios. Reserve. Deixe o *hijiki* de molho em água durante 20 minutos. Misture o gengibre com o *tahini*. Frite a cebola no óleo de gergelim até ficar dourada; acrescente o *tamari*. Junte a cebola frita à mistura de *tahini*. Tire a pele e amasse (ou misture) os inhames e junte à tigela. Acrescente o *hijiki*. Misture bem. Toste as sementes de gergelim no forno. Faça pequenas bolas com o inhame e passe-as pelas sementes de gergelim. Sirva quente ou em temperatura ambiente. *8 bolas.*

OSSO, DOCE OSSO, COM KANTEN, LIMÃO E DAMASCO

2 xícaras de suco de maçã
1/4 de xícara de uva-passa
1/2 xícara de damascos fatiados
casca de 1/2 limão
1 pitada de sal
2 colheres de sopa de flocos de ágar-ágar
limão (para enfeitar)

Ferva o suco, as frutas secas, a casca do limão e o sal por 10 minutos. Tire do fogo, acrescente o ágar-ágar e coloque em tigelas. Deixe esfriar. Sirva enfeitado com limão. *4 porções.*

CONTEÚDO DE CÁLCIO DAS ALGAS MARINHAS

Algas marinhas	Porção	Conteúdo de cálcio
ágar-ágar	56,69g.	200
arami	56,69g	575
dulse	297,66g	213
hijiki	56,69	700
kelp	297,66g	942
kombu	56,69g	400
nori	297,66g	188
wakame/alaria	297,66g	1100

9. SEXO, MENTIRAS E MENOPAUSA

Kegels — Exercícios para fortalecer e tonificar os músculos vaginais

Esses exercícios devem ser iniciados na adolescência. Mas nunca é tarde para aprender a contrair e controlar o músculo do assoalho pélvico. Para localizar esse músculo, da próxima vez que você for ao banheiro, pratique interrompendo e soltando o fluxo de urina. Os músculos que estão realizando a contração são os músculos do assoalho pélvico. Quando você aprender a localizar esses músculos e puder controlá-los sem urinar, poderá executar os exercícios a qualquer hora e em qualquer lugar. Para ajudar a contrair os músculos corretamente, aqui vão algumas técnicas. Não é preciso muito esforço para que o exercício funcione. Lembre-se de continuar respirando regularmente ao executá-los.

Vamos exercitar...

O APERTO

Contraia o músculo do assoalho pélvico e aperte com firmeza durante dois ou três segundos; então relaxe. Repita dez vezes, gradativamente, trabalhando para chegar a 20 contrações diárias.

A ONDULAÇÃO

Contraia e relaxe os músculos do assoalho pélvico tão rápido quanto puder, até sentir que os músculos estão ondulando. Faça isso 25-30 vezes por dia e trabalhe até chegar a 200 por dia.

O ELEVADOR

Sentada ou deitada de costas, respire profundamente e finja que está conduzindo um elevador. Comece no andar térreo com uma contração anal, suba até os músculos do assoalho pélvico até chegar à área vaginal, contraindo-os até chegar ao andar superior. Então, gradativamente, relaxe "andar por andar", até voltar ao andar térreo. Repita essa viagem 6 vezes, três vezes por dia.

A TORNEIRA

Para verificar o tônus e a força dos músculos, sentada ou deitada de costas faça força para baixo como se estivesse expelindo alguma coisa da vagina. Então, aperte os músculos do assoalho pélvico. Um aviso: por razões óbvias, não tente executar esse exercício num lugar público com a bexiga cheia.

Bom exercício!

10. O 'X' DA QUESTÃO

DEZ FATOS DA VIDA

1. Mais de 500 mil mulheres americanas morrem a cada ano vítimas de doenças cardiovasculares.
2. As mulheres sofrem tantos ataques cardíacos quanto os homens.
3. A doença cardíaca é a assassina número 1 para mulheres de 55 anos.
4. O estrogênio eleva o nível do HDL (colesterol 'bom"). Só na menopausa perde-se essa proteção e nas mulheres o risco de ataque cardíaco aumenta dramaticamente.
5. Mulheres que têm ataques cardíacos têm duas vezes mais chances que os homens de morrer nas primeiras semanas.
6. Aproximadamente um terço de todos os ataques cardíacos em mulheres não são diagnosticados.
7. 39% das mulheres que têm um ataque cardíaco irá morrer dentro de um ano. Se sobreviverem ao primeiro ano, terão duas vezes mais chances de sofrer um segundo ataque cardíaco.
8. Caminhando 30 minutos todos os dias, você pode diminuir em 50% o risco de morrer de doenças cardíacas.
9. A dieta correta pode diminuir em 50% o risco do câncer.
10. Se você estiver 10% acima do seu peso ideal, tem 30% mais chances de sofrer um ataque cardíaco.

DIMINUINDO OS RISCOS DE UM ATAQUE CARDÍACO

- O nível desejável de colesterol para adultos saudáveis é 200 ou menos.
- O LDL (colesterol "ruim") deve ser inferior a 130.
- O HDL (colesterol "bom") deve estar entre 50 e 60.
- A ingestão de gorduras deve ser menos de 30% de suas calorias diárias.

- Não mais que 10% das calorias diárias devem vir de gorduras saturadas.
- Limite o consumo de colesterol para menos de 300 mg por dia.
- Para cada 1% de colesterol que você evita, diminui em 2% os riscos de sofrer um ataque cardíaco.

PREVENÇÃO: O QUE VOCÊ PODE FAZER

- Na adolescência, tome muito cálcio, siga uma dieta saudável, faça exercícios e não fume.
- Por volta dos 20 anos, comece a fazer exames ginecológicos anuais, exame de Papanicolau e exames mensais nas mamas.
- Aos 35 anos, quando a produção de estrogênio começa a diminuir, faça exames anuais para determinar se você corre o risco de ter doenças cardíacas e faça mamografia e densitometria óssea se achar que pode ter osteoporose.
- Aos 35 anos, faça um auto-exame semanal das mamas.
- Faça uma mamografia a cada 2 ou 3 anos até os 55 anos.
- Após os 55 anos, as mamografias devem ser feitas todos os anos.
- Siga uma dieta pobre em gorduras e colesterol e faça exercícios aeróbicos pelo menos três vezes por semana.

OS 10 MELHORES CONSELHOS DE SE ELIMINAR A GORDURA E EVITAR A UTI:

1. Evite totalmente os óleos tropicais (gorduras saturadas) como cacau, manteiga, óleo de côco, óleo de palmeiras e azeite de dendê.
2. Não abuse dos óleos bons (gorduras monossaturadas), como o azeite de oliva e de canola. Eles podem ser bons para seu coração, mas são ruins para a sua cintura. Eles têm as mesmas calorias gordurosas do óleo ruim. Existem 120 calorias gordurosas em apenas uma colher de sopa de azeite, saturado ou não-saturado. Apenas quatro colheres de sopa de qualquer óleo deve ser o seu limite diário de gorduras.
3. Afaste-se dos alimentos processados — salsichas, salsichão, salame. 70 a 80% de suas calorias totais vêm da gordura. Até uma salsicha "com pouca gordura" ainda retira 60% de suas calorias da gordura.
4. Limite-se a uma porção de 100 g de carne magra (peixe, frango, etc.) por dia. Essa porção tem quase o tamanho de uma carta de baralho. Elimine a gordura. Apenas retirando a pele de um peito de frango, você pode cortar as calorias gordu-

rosas pela metade. Afaste-se das carnes de primeira. Prefira as de segunda, com menos gordura. Evite pato, ganso e peru, assados na própria gordura.
5. Não abuse dos queijos, que muitas vezes são mais gordurosos que a carne. Não abuse dos ovos. Uma gema grande de ovo contém quase toda a necessidade diária de colesterol (250-275 mg). Uma clara de ovo não contém colesterol e é boa fonte de proteínas.
6. Escolha produtos derivados do leite pobres em gordura ou sem nenhuma. Se você tomar 2 copos de leite integral todos os dias durante um ano, obterá cerca de 5, 400 g de gorduras. Mas 2 copos de leite desnatado todos os dias, durante um ano, irão proporcionar menos de 45 g de gordura.
7. Afaste-se da maionese. Ela é 99% gordura com um pouco de gema de ovo, que é 99% colesterol. Coma alimentos que baixem o nível de colesterol: salmão, sardinhas, atum, verduras, e óleo de soja.
8. Não coma frituras. Uma batata assada tem 200 calorias; frite-a e serão 300 calorias. Compre panelas de *Teflon* e borrife o óleo para cozinhar.
9. Não abuse do sal. A American Heart Association recomenda não mais do que 3000 mg por dia (uma colher de chá tem 2,132 mg). Lave tudo o que for enlatado; isso irá remover a maior parte do sal. Coma muito potássio. Ele ajuda a remover o sal do seu sistema.
10. Aprenda a ler os rótulos dos alimentos.

Impresso na
**press grafic
editora e gráfica ltda.**
Rua Barra do Tibagi, 444 - Bom Retiro
Cep 01128 - Telefone: 221-8317